病気にならない生活の極意

総合診療医の
エビデンスにもとづく処方箋 2

徳田安春

プロローグ

健康はもっとも貴重な宝物です。

現代社会では、忙しい日常生活や様々な誘惑に直面しながら、自身の健康と幸福を守り、育ててゆかなければなりません。

本書は、その手助けとなる情報と根拠を指南します。

人生は、私たちにとって、もっとも貴重な冒険でもあります。

その冒険において、健康と幸福は私たちの内なる羅針盤となり、一歩一歩、未知の道を進んでゆく助けとなります。

この本では、私たちが日々の生活の中で取り組むべき健康と幸福に関する重要なテーマに焦点を当てています。

冒険の出発点、それがウェルネスです。

ウェルネスとは、身体的・精神的・社会的な健康に向かって生きることをさします。

健康な生活は、私たちが望むすべての夢や目標の礎《いしずえ》となります。

第1章では、ウェルネスのススメについて語ります。心身の調和をはかるために何が必要か、その鍵を握るのはあなた自身です。

さらに、サクセスフルエイジングに焦点を当て、時間とともに健康を維持する方法について探求します。そして、森林療法という、大自然とのつながりを再発見する方法を提案します。健康寿命の最新エビデンスと、健康と幸福のためのボランティアのススメも見逃せません。

健康的な生活の基盤を築いたら、次は運動の力を発揮しましょう。第2章では、ウォーキングができる健康的な街がどれほど重要かについて議論します。

そして、多忙な人にお勧めの運動法、妊婦さんの運動についても言及します。健康的な都市デザインと健康的なスマホのサイズについての情報も含まれています。運動は、私たちの身体と心に活力をもたらし、新たな高みへと導いてくれます。

知識の追求は、私たちの健康に大きな影響を与えます。第3章では、ソーシャルメディアの脳への影響について考察し、大脳のレジリエンス力（大脳の防御力、回復力）を鍛える方法、また認知症の予防法についても触れます。

睡眠は、私たちの身体と心をリセットする重要なプロセスです。第4章では、睡眠の最新医学に焦点を当て、睡眠を取らない子どもたちの健康について考察します。冬における朝の遅い起床、メンタルヘルスと睡眠、そして怖い夢への効果的な対処法も探求します。

タバコは、健康への重大な脅威です。第5章では、タバコを吸っていない場合の健康、タバコの健康脅威、タバコの規制、電子タバコに手を出すべきでない理由について語ります。

お酒は、健康とのバランスが求められます。第6章では、お酒と健康の関係に焦点を当て、二日酔い予防の最新医学、アルコール依存症の合併症、および飲酒による脳への影響について議論します。

がんとの戦いは、勇気を要します。第7章では、がんとの対決、肥満とがんのリスク、大腸がん検診、自己診察によるがんの早期発見、およびアスベスト曝露《ばくろ》による発がんについて探求します。

健康を維持し、病気を予防するためには、生活スタイルの選択が重要です。第8章では、風邪を引きやすい習慣、熱中症予防、水分摂取の推奨量、骨の健康に関する最新情報、ギャンブル依存症、体罰の医学的結末、自動車と大気汚染に関する情報を提供します。

私たちの健康は、環境の影響も受けます。第9章では、体内の大気汚染物質、大気汚染から脳を保護する方法、鉛中毒《なまりちゅうどく》について議論し、騒音汚染と騒音汚染対策、さらにサウンドレーダーが健康に及ぼす影響に焦点を当てます。環境と健康の密接な関係を探求し、健康と地球の未来を考えます。

社会的要因は、私たちの健康に大きな影響を与えます。第10章では、健康寿命の社会的要因、惑星境界《わくせいきょうかい》と健康影響、貧困と病気、貧困と肥満がなぜリンクするのかについて語ります。

経済は、私たちの健康に影響を与えます。第11章では、ヒューマンキャピタルへの投資と健康、健康を促進する企業の役割、STAXの命を救う方法、一石三鳥の交通政策について議論します。

地球は、私たちの未来に影響を与えます。第12章では、人間の活動と病気、人類への健康脅威、ABC兵器による壊滅的リスク、医師たちが核廃絶を求める理由について語ります。

ウェルネスの全体像のイメージを示したのが、図1です。

ウェルネスの全体イメージ

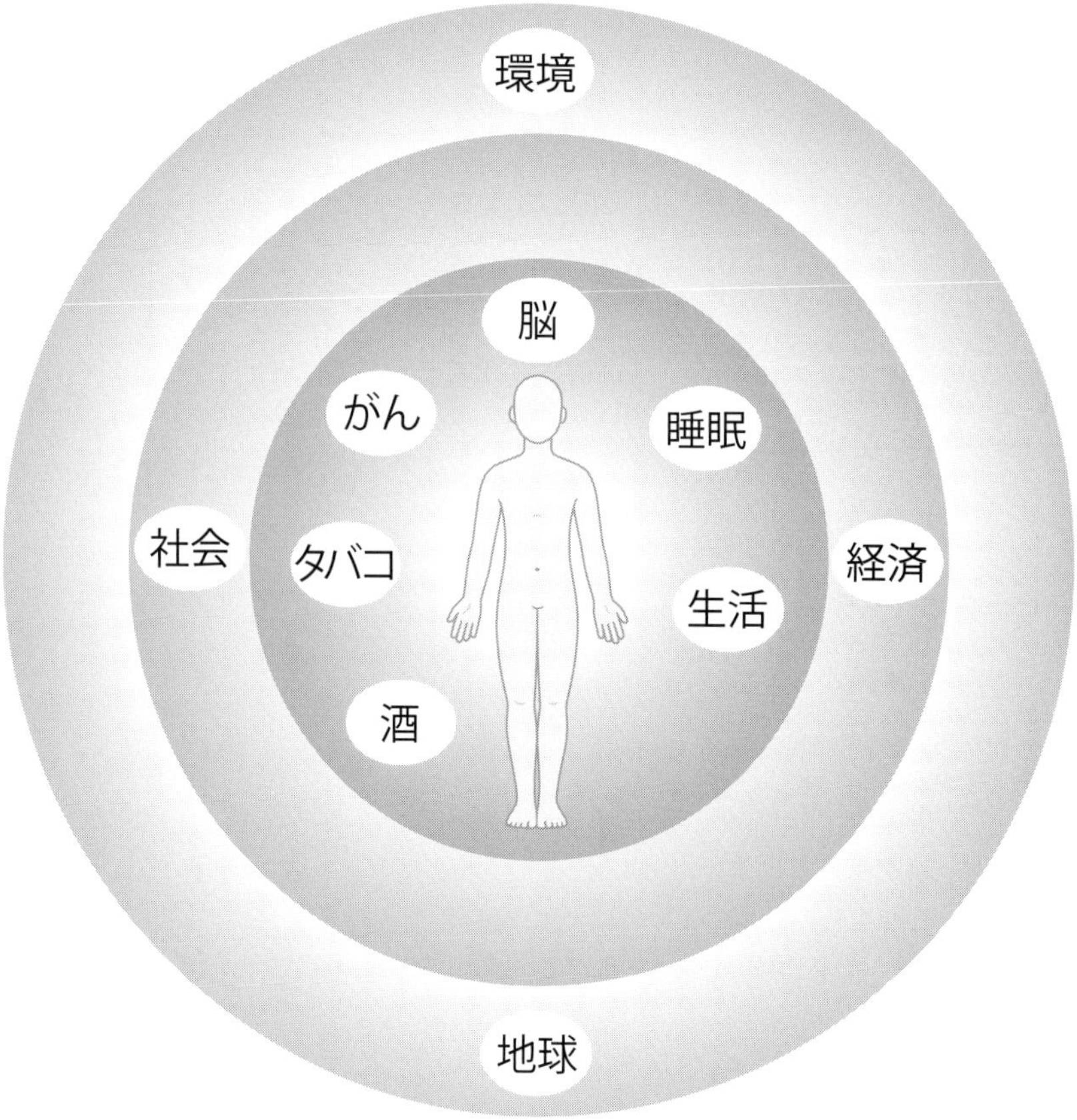

図 1

このように、健康と幸福に向かう道は永遠に続き、新たな発見が待っています。この本は、あなたの人生をより豊かにするためのガイドとなるでしょう。

本書の編集作業に際しては、池田啓浩さん（同愛記念病院・総合診療科部長）、高橋早織さん（永寿総合病院・総合診療科主任部長）、山田哲也さん（岩手医科大学総合診療医学講座助教）にご協力いただきました。この場をお借りして心より感謝申し上げます。

それでは、ご一緒に健康と幸福の旅に出発しましょう。

２０２４年9月

徳田安春

目　次

第8章 生活と病気 153

第9章 環境 179

第1章

ウェルネス

1 ウェルネスのススメ

〈ウェルネスとは〉

医学は主に病気を対象としています。しかし、一般の人々は個々の病気がどうのこうのというよりは、自分自身の健康やウェルネスに関心があります。プロローグでも触れたように、ウェルネスとは、身体的・精神的・社会的な健康に向かって生きることです。

病気による肉体的負担が増えると、健康状態は厳しくなります。しかし一方で、病気をもちながらも、ウェルネスの充実した人は多数います。難治性の病気をもちながらも、がんで闘病中であっても、慢性呼吸不全で酸素療法中であっても、家族と共に楽しく暮らし、社会的な尊厳を保ち、満足のいく喜ばしい生活を実現し、ウェルネスの充実している人は大勢います。

〈ウェルネスをよくするためには〉

それぞれの病気の状態だけを見るのではなく、「人間の全体的な健康を考えたウェルネスを目標として、その要因を調べる」という試みが最近注目されてきています。

その中で、もっともよい因子は「運動」で、もっともよくない因子は「喫煙」でした。

運動は、薬物療法に匹敵する効果があることが大規模な研究で証明されています。

糖尿病、冠動脈疾患《かんどうみゃくしっかん》、脳梗塞、心不全などの予防効果をみる研究でも、運動は非常に有効であることがわかりました。

しかし、もちろん、高血圧に対する適切な降圧剤内服などは効果的な治療ですので、自己判断で「運動のみ」とするのは避けましょう。

50万人のイギリス人のデータで示された結果では、喫煙が死亡の最大のリスクでした。

バイオバンクとは、多数の人々の血液や尿、遺伝子、画像データなどを収集保存し、関連因子を様々なデータから探し出す研究手法です。

巨額な予算とマンパワーが必要となる研究ですが、50万人のバイオバンクでさんざん調べ尽くした結果、タバコが最大の健康悪化因子であったというのは皮肉な話です。

バイオバンクでは、血液や尿、組織、遺伝子などの生体材料を用いますが、ライフスタイルを対象としたウェルネス研究では、ウェアラブル・テクノロジー機器（スマートウォッチ、スマートシャツ、スマートメガネなど）を用いたビッグデータ収集の有用性が明るみになってきました。

とくに、ウェアラブルによる運動、食事、バイタルサイン（血圧、脈拍、体温、呼吸、血液酸素飽和度）などの継時的なデータ収集は、ウェルネスに対する決定的要因を詳細に評価できることになるでしょう。

〈テレビの健康番組は信頼できるか〉

ウェルネスの情報は、どこから入手すればよいのでしょうか。やらせ番組がときどき問題となっているテレビですが、明らかな「やらせ」でなくても医学的内容の妥当性は低いです。これは欧米のテレビ番組にも同じ傾向があります。

ニュース番組や新聞に掲載される情報も、エビデンスに乏しいものがほとんどです。大学の研究者が基礎医学的な知識を発表したりする場合が、もっともエビデンスレベルが低い状況です。

以前、テレビで「認知症にシロスタゾールが効く」という内容の特集番組が放映されていましたが、無作為臨床試験すら行われていないものを大々的に放送するというのは問題です。

ジャーナリズムのレベルアップが期待されますが、それまでは、本書で確かな情報を得ていただきたいと思います。

2 サクセスフルエイジング

〈サクセスフルエイジングとは〉

日本は今、世界最速で超高齢社会に突入しています。

人口ピラミッドは、もはやピラミッドではなく、箱型から逆三角形となっています。このままいくと、2050年までには60歳以上の人口が40パーセントを超えると予測されています。世界全体も日本を追う形で高齢化が進行し、2050年までには100歳以上の人口が340万人に達するものとみられています。

「サクセスフルエイジング」(心身が健康で天寿をまっとうするという意味)という言葉があります。

今、このようなサクセスフルエイジングを生きる高齢者が増えています。

アメリカの85歳以上人口での最新研究によると、3分の1の人が「とても健康」であり、半分の人が職場や家庭で「とくに制限なく仕事ができている」という結果が出ました。

〈サクセスフルエイジングにつながる生活習慣〉

１９７０年代から10万人以上もの看護師を追跡した研究（Nurses' Health Study）の結果が、サクセスフルエイジングにつながる生活習慣を明らかにしています。

それによると、まず大切なのが標準体重の維持です。ＢＭＩ（ボディマスインデックス：体重［kg］を身長［m］の2乗で割った数値）で言うと、18・5から24・9です。

次に、普段の運動。ウォーキング、ジョギング、サイクリングなど、どれでもよいです。

そして、食事の内容が重要です。オリーブ油、ナッツ類、野菜、果物をふんだんに使う地中海料理がよいことがわかりました。

フラボノイドが豊富な果物と野菜は、特にお勧めです。

また、摂取総カロリーの調整も重要です。カロリー制限を長期に行った動物は長生きすることが明らかになっています。肥満は老化を促進しますので、「腹八分」がやはり重要ですね。

〈シニアボランティアのススメ〉

これだけ高齢者が増えてくると、定年の定義を見直すべきだと考える人たちもいます。ただ、これには議論があります。「高齢者が仕事のポストに就くと、若い人の仕事のポストが減る。高齢者が引退しないで会社に残り続けると、就職できない若者が増える」という主張があるのです。

確かに、個々の会社ではそのようなことがあっても、社会全体で見ると、逆の効果があります。高齢者が仕事をして利益を得ると、高齢者の消費活動が活発になり、結果として若い人の職が増えることになるのです。

ただし、高齢者が地位の高いポストに就いたままであれば、若い人はランクの低いポストに就くほかない、という世代間抗争とも呼ばれる現象も実際にみられます。

これには、よい解決策があります。シニアボランティアです。

ボランティアは社会的な善ですので、そのようなシニアは尊敬されます。ボランティアを精力的に行っている人の方が、通常の雇用者や非雇用者よりはるかに幸福度が高いという研究結果もあります。

これは、「道徳的な行動を行うと幸せな気持ちになる」という、人間に自然に身についている心理生理的現象です。とくに社会的弱者を助けるボランティア活動が望ましいと言えます。障がいをもつ子どもたちをサポートする高齢者、病院で患者を案内する高齢者などです。

〈社会とのつながりが健康をもたらす〉

社会のあり方と人々の健康について調べる社会疫学という研究分野があります。その第一人者で、ハーバード大学の日系人イチロー・カワチ教授らが行った研究が、興味深い結果を示しています。日本人高齢者におけるスポーツクラブの影響です。

スポーツクラブに入った人の中でもっとも健康なのは、よく運動して、かつ「仲間とよく交流」している人たちでした。

次に健康であったのは、運動はほとんどやっていないが、クラブに所属して「仲間とよく交流」している人たちでした。そのような人たちは、よく運動しているもののクラブには所属せず社会とあまり交流していない人たちよりずっと健康的だったのです。

これは、仲間との交流という社会参加が健康によい効果を与えていることを示しています。社会とのつながりをもち続ける人は、孤独な人より健康なのです。

3 森林療法のススメ

〈人気の自然処方箋——森林療法〉

森の中で過ごすことによって健康の維持増進をはかる森林療法があります。その研究によって、自然環境が私たちのメンタルヘルスに与えるポジティブな影響が明らかになっています。以下、森林療法の利点をご紹介します。

(1) ストレス軽減

自然環境で過ごすことは、ストレスホルモンであるコルチゾールのレベルを低下させることが示されています。森林の静けさや自然の美しさは、リラックスし、心の平静を取り戻すのに役立ちます。

(2) メンタルクリアネス

自然環境で過ごすことは、脳の特定の領域の活動を減少させ、否定的な思考サイクルを打破します。これにより、メンタルクリアネスが向上し、ストレスや不安を軽減します。

（3）免疫システムの調整

森林の芳香族《ほうこうぞく》化合物が免疫システムを調節し、免疫機能を向上させる効果があることがわかっています。自然の中で深呼吸をすることで、身体へのプラスの影響が期待されます。

（4）身体的健康の改善

自然の中での運動やウォーキングは、身体的健康を改善する一因となります。これにより、生活習慣病のリスクが低下し、寿命が延びる可能性があります。

（5）緑の効果

緑の環境は、眺めるだけでもリラックスや心地よさをもたらすことがあります。これは「緑の効果」と呼ばれ、自然の美しさがメンタルヘルスによい影響を与えるとされています。

森林療法は、自然の恩恵を受けるための素晴らしい方法の1つであり、特に都市生活

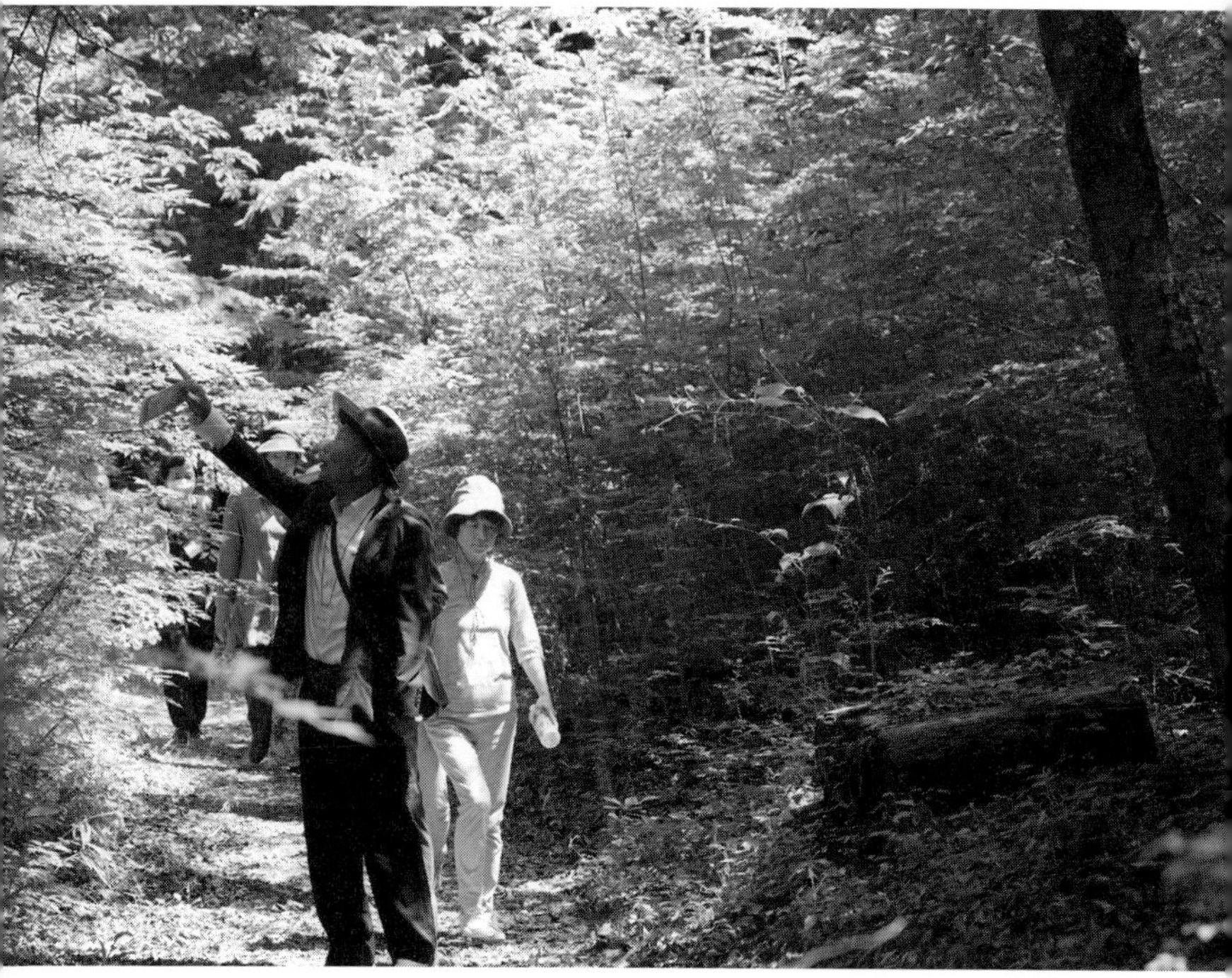

やデジタル社会でストレスを抱える人々にとって有益です。

〈医療分野でも注目〉

森林療法が医療分野で注目され、特に医療従事者によって広められていることは素晴らしい発展です。自然の中での経験がメンタルヘルスの改善に貢献し、医療従事者によって推奨されることで、多くの人々に健康の向上とストレス軽減の機会が提供されています。

森林療法は、医療分野でのアプローチとしても有望であり、以下のような多くの利点があります。

(1) 自然のリラクゼーション

森林療法は、医療従事者が患者に自然の中でリラックスし、ストレスを軽減する方法を提供します。自然の美しさや静けさは、心の平和を回復するのに役立ちます。

(2) 感覚の活性化

森林療法は、感覚を刺激し、自然の匂い、光景、音、触感を通じて感覚を活性化させます。これは患者にとって魅力的で刺激的な経験となります。

（3）コミュニケーションの改善

森林療法は、医療従事者と患者とのコミュニケーションを改善し、信頼関係を構築する手段としても機能します。

（4）ストレス軽減とメンタルヘルスの向上

森林療法はストレス軽減効果をもち、メンタルヘルスの改善に寄与します。自然の中で過ごすことは、心身の健康によい影響をもたらすことが科学的に示されています。

（5）患者への新たなアプローチ

医療従事者が森林療法を患者に提案することは、伝統的な医療アプローチに新たな視点をもたらすことができます。身体的健康だけでなく、精神的な健康も考慮に入れたホリスティックなアプローチを提供できます。

森林療法の成果が医療現場において認識され、患者の健康向上に寄与していることは、今後ますます多くの人々にとって有益となるでしょう。

〈人間の神経系への作用〉

小さな緑地や公園での自然観察が健康によい影響をもたらすことは非常に重要です。特に都市部で忙しい生活を送る人にとって、日常的に自然と触れ合う機会をつくることは、ストレスの軽減やメンタルヘルスの向上につながります。緑の空間は、身体的なリフレッシュだけでなく、精神的なリフレッシュももたらしてくれます。

小さな緑地や公園での短時間の自然観察が、唾液コルチゾールレベルを低下させる効果があることが示されています。これは、日常的なストレスの軽減に役立つ手段として、誰もが実践できるものです。

自然を定期的に訪れたり、緑の空間を探したりすることは、日常生活に取り入れることができます。これは身体的・精神的な健康を維持し、ストレスを軽減し、生活の質を向上させる重要な習慣です。

4 健康寿命の最新エビデンス

〈健康寿命を決める5つの習慣〉

1日1日の習慣が健康長寿に大きな影響を与えることは確かです。つまり、今日何をするかによって、健康寿命や老化の進み方が変わるのです。

健康的な習慣は早いうちから始めることが理想的ですが、遅すぎるということはありません。いつからでも取り組むことができ、再開もできます。何もしないよりはずっとよいのです。

以前、ハーバード大学の研究チームが、健康と長寿の可能性を高める習慣を調査しました。その結果、以下の5つの要因が健康と長寿に寄与することが示されました。

(1) 健康的な食事

(2) 定期的な運動(毎日30分以上、中程度以上の運動)

(3) 健康的な体重(BMIが18・5〜24・9の範囲)

(4) 禁煙

(5) 少量未満のアルコール摂取(女性は毎日1杯まで、男性は毎日2杯まで)

ＢＭＩは、日本では25以上が肥満とされていますが、欧米では30以上で肥満とみなされます。そして、これらの要因を1つももたない人に比べて、５つの要因すべてを満たす人は、最大で14年間、寿命を延ばすことができたということです。

〈健康習慣は健康寿命も延ばす〉

さらにその後の追跡調査で、これらの健康習慣が単に寿命を延ばすだけでなく、健康寿命を延ばすことも示されました。

健康寿命とは、健康上の問題がなく、日常生活を満喫できる期間のことです。日本では、健康寿命と平均寿命の差は約10年と言われています。

調査結果では、50歳で上記の健康習慣を４つまたは５つ実践している女性は、糖尿病、心血管疾患、がんなどの慢性疾患にかかることなく、健康寿命が約10年延びていました。男性でも、50歳で４つまたは５つの健康習慣を実践している人は、慢性疾患にかからない期間が約7年延びていました。

そして、タバコを多く吸う人や肥満の人々では、健康寿命がもっとも短いことが示されました。禁煙と適切な体重維持が非常に重要であることがわかります。

〈プチ断食も有効〉

この5つの基本的な生活習慣のほかにも、健康寿命を延ばすために重要な要因があることが明らかになっています。

その1つが、間欠的《かんけつてき》な断食です。これはプチ断食とも呼ばれ、1日のうちの1食を抜くなど、比較的簡単に実践できます。

動物実験では、カロリー制限を伴うプチ断食が寿命を延ばすことが示されています。断食によって、血糖値が改善し、ストレスに対する抵抗力が高まり、炎症や有害なフリーラジカルの生成が減少します。さらに、断食中は細胞が傷ついた分子を排除し、損傷した細胞内分子を修復するのです。

プチ断食は、肥満、糖尿病、心血管疾患、がん、アルツハイマー病などを予防する可能性があります。実際に、プチ断食によってインスリン感受性が改善され、血圧が低下し、LDLコレステロールが減少し、体重が減少することが確認されています。詳しくは、拙著『病気にならない食事の極意』(三宝出版)89~93ページをご参照ください。

5 ボランティアのススメ

〈ボランティア活動と幸福〉

「ボランティア活動は健康によい」という研究結果が多数出ています。もともと、ボランティア活動には幸福感が増す効果があることが、様々な社会科学研究で証明されていました。

日本人の平均的な幸福感は、戦後ほぼ同じレベルで推移しています。これは、「経済成長によって得られた収入、教育、就職、資産などが増えても人々の幸福感はあまり増えなかった」ということを示しています。

幸福感をもたらすのは、お金や社会的地位ではなく、社会への無条件な奉仕活動でした。

「ボランティア活動を行うと、幸福になり健康にもなる」というダブルの効果があることが医学研究でもわかったのです。

〈ボランティア活動と健康〉

健康は、大きく分けて身体的健康と心理的健康の2種類があります。内臓機能が順調で、運動機能の良好な状態が、身体的健康です。不安やうつがなく、ポジティブなマインドをもっている状態が、心理的健康です。

ボランティア活動をやっていると、身体的健康と心理的健康の両方がよくなります。なぜそうなるのでしょうか。ボランティア活動の健康への影響について調べている研究者たちは、人との盛んな交流が健康の要因であることを挙げています。

社会との交流が増してゆくと、健康のための有益な情報が手に入りやすくなります。多くの人から得られる多くの情報を吸収して実践すると、どんどん健康になってゆきます。

〈高齢者によるボランティア活動〉

また、高齢者を対象にしたボランティア活動をやっていると、正しい健康情報を習得する必要が出てきます。

健康的なライフスタイル、健康食メニュー、運動の内容、睡眠の取り方などの話題が自然に会話のメイントピックになってきますから、健康について物知りになってゆきます。

高齢者による高齢者のためのボランティアも効果的です。

たとえば、高齢の患者を医療機関の定期予約外来に案内するボランティアをしている高齢の方は、医療従事者とのコミュニケーションを密にすることができるので、自然に医療機関利用のプロになっています。

また、医療機関に出入りしているボランティアは、その多くがよき健康アドバイザーです。

急病を患ったときの救急受診はどうするか、内服薬が切れたときはどうするか、残薬があるときどうするか、インフルエンザ予防接種のタイミングなど、いろいろと相談できます。忙しそうな看護師や医療事務員に聞かなくても、ボランティアに聞くとやさしく丁寧に対応してくれる場合もあります。

〈ボランティア集団の自己効力感〉

聖路加国際病院名誉院長だった日野原重明先生は、ヘルスリサーチボランティアという高齢者集団を募って、高齢者の健康増進のための研究を行い、そのグループの人々の健康データを経年的に記録したものをデータベース化されています。その結果、このようなボランティア集団の健康状態がとても優れていることが示されました。

もちろん、ボランティア集団の幸福レベルも高いこともわかりました。

健康状態が良好で、幸福感も高いことから、自己効力感（自己の目標を達成するための気力や情熱）も高いことがわかりました。

ボランティアをやっている人は、自らの目標を達成するための条件も備えているのです。

6 人は損と後悔を避けるように行動する

〈行動経済学からみた人間の行動パターン〉

規則的で適度な運動習慣がある人は、肥満や糖尿病、高血圧、心臓病などのリスクが低く、健康寿命も長くなります。健康に対してこれだけの価値がある運動ですが、大部分の人々は、運動の習慣がありません。職場や学校、地域の集会場では、ポスターやビラなどで運動が勧められていますが、実行する人が少ないのが現状です。

行動経済学によれば、人間は長期的な利益より、短期的なメリットで行動します。運動やダイエットをやったほうが健康寿命は延びるとわかっていても、おいしいケーキなどのデザートやジャンクフードを食べることで得られる歓びを取ってしまうのです。「フライドポテトを食べると糖尿病のリスクが高くなる」というニュース報道を聞いても同じです。気軽に食べることができて、おいしいからです。

喫煙もそうです。がんのリスクが高くなることはわかっていても、あの1本のタバコを吸ったときの爽快感（ニコチンによる脳の刺激）のために、吸ってしまうのです。

〈得よりも損を避けるように行動〉

また、人は得よりも損を避ける傾向があります。

前払い制の健康教室は最後まである程度出席が予測できますが、1回の出席ごとに支払う場合は、出席率は通常、低下してゆきます。

人は後悔を避ける行動をとることが多いので、「後で後悔しないように行動する」というのが現実の行動パターンなのです。

アメリカのペンシルベニア大学でおもしろい研究が行われました。

肥満（BMI27以上）の成人281人を募集し、1日7000歩のウォーキングを勧める健康増進プログラムによるランダム化比較介入研究です。4つのグループに分けて、運動目標の達成度をみます。

それぞれのグループは、次のようなインセンティブ（動機づけのための利益供与）で介入が行われました。介入を行わない群（A群）、1日7000歩を達成したら1ドル40セント（日本円で218円程度：2024年4月25日時点のレートによる）が与えられる群（B群）、目標達成でスピードくじ（期待利益が1ドル40セント程度のくじ）が与えられる群（C群）です。

そして、もう1つの群では、最初にひと月分（42ドル：日本円で6537円程度）の経済的利益を与え、1日の歩行目標達成がなければ1ドル40セントずつ引いていく（D群）、というものでした。

B群は「得」インセンティブ、C群は「くじ」インセンティブ、と呼ばれるのに対して、D群は「損」インセンティブと呼ばれました。A群は利益ゼロですが、B、C、D群はまったく同じ利益の期待値となります。

この研究は13週間行われ、結果は、A群では13週間のうち30パーセントが7000歩を達成し、B群では35パーセント、C群では36パーセントでした。そして、驚くべきことに、D群では45パーセントの期間中の日数で目標を達成できていたのです。


〈後悔しないように行動する人々〉


この結果から言えることは、人は損を避ける行動を取り、後悔することを避ける行動を取るということです。

今回の研究介入は、ひと月最大6000円のインセンティブでした。この額を少し増

あなたのウェルネス・チェックリスト

ウェルネスとは、身体的・精神的・社会的な健康に向かって生きることです。
今、あなたはどのくらい健康に向かっていると感じますか。
それぞれの項目について、当てはまると思うところにチェックしてみましょう。

あまり　（健康に向かっていないと思う）
まあまあ　（普通だと思う）
かなり　（健康に向かっていると思う）

○ **身体的な健康**

	あまり	まあまあ	かなり
食事には気をつけている	□	□	□
運動するようにしている	□	□	□
体重や血圧を測っている	□	□	□
よく眠れている	□	□	□

○ **精神的な健康**

	あまり	まあまあ	かなり
新しいことに興味や関心がある	□	□	□
心が安らぐ時間をもてている	□	□	□
ストレスにしなやかさをもてる	□	□	□

○ **社会的な健康（つながり）**

	あまり	まあまあ	かなり
誰かの役に立っていると感じられる	□	□	□
コミュニケーションに喜びを感じる	□	□	□

額させると期待される効果も大きくなるでしょう。

本人は、損と後悔をしないように行動してしまうのですが、糖質制限と運動の相乗効果で健康が十分期待できます。


最後に、「あなたのウェルネス・チェックリスト」を掲げておきました。

あくまで1つの目安ですが、ウェルネス実現に向かうための参考としていただければ幸いです。

第2章

運動

1 ウォーキングができる健康的な街

〈運動は重要〉

生活習慣病の予防といえば、健康的な食生活と運動ですね。この両者を習慣的に行うことが特に効果的です。「やせたい」という痩身《そうしん》願望を持つ多くの人々は、カロリー制限や糖質制限を一生懸命にやっています。しかし、カロリー制限や糖質制限などの食事療法のみをやるだけで、運動をまったくやらないような生活習慣はお勧めできません。なぜなら、筋肉量や骨の量が落ちてしまうからです。食事療法をやるだけで運動をしないと、脂肪はなかなか落ちないのです。

街に出てみると、背中が直角ぐらいに曲がった高齢者の方を見かけませんか。ほとんどの場合、原因は骨粗鬆症《こつそしょうしょう》による多発性の脊椎《せきつい》圧迫骨折です。

骨粗鬆症は、全身の骨量が減少する病気です。高齢者が転倒して下肢の付け根部分を骨折すると、寝たきりや要介護となる可能性が出てきます。また、高齢者で全身の筋肉量が少なくなることをサルコペニアと呼びます。これも寝たきりの原因となります。

〈運動のコツ〉

このように、筋肉と骨の量を維持することは、健康にとってとても重要なことです。でも、実際には習慣的な運動は難しいですね。多忙な現代人には、運動をするためにたっぷりと時間を確保することは容易ではありません。

それでも、多くの人にとって、1日に30分、運動の時間を確保することは可能だと思います。「そんな短い時間でもいいの」と思う人もいらっしゃるかもしれません。

でも、やらないよりはずっとよいのです。問題は運動の種類です。あまりキツイ運動は長続きしません。

そこでお勧めしたいのが、ウォーキングです。明らかにジョギングよりラクですね。音楽やオーディオ本を聴きながらでもできます。

最近のスマホは、音声入力の精度が飛躍的にアップしていますので、執筆作業をしながらでもウォーキングを楽しむこともできます。2人やグループでウォーキングをすると、さらに楽しむことができます。

〈今、ウォーキングが熱い〉

さて、肥満の人が40パーセントと世界でもっとも多いアメリカでも、ウォーキングを楽しむ人が増えてきています。

全米各地で何千というウォーキング愛好グループが結成され、医師がリーダーとして参加しているWalk with a Doc（医師と歩こう）というグループも、全米で500以上立ち上がっています。ウォーキングイベントの総数は年間8000回以上、ウォーキング参加者の総数は年間12万人程度にのぼっています。

車社会のアメリカでは、これまで歩行者用道路の整備が遅れていました。しかし、このグループの活動によって、歩行者により優しい道が整備されてきています。

さらに医師と一緒に歩いて顔見知りになれば、いろいろな健康アドバイスを受けることもできるかもしれません。正式な診療ではありませんから、処方箋はもらえませんが、相談内容に応じてよい医師を教えてくれることもあるはずです。

実際、ウォーキングを楽しむには、歩行者に優しい道が近くにある街のほうがアクセスの面でよいですね。それは歩行者に優しい街と呼べます。

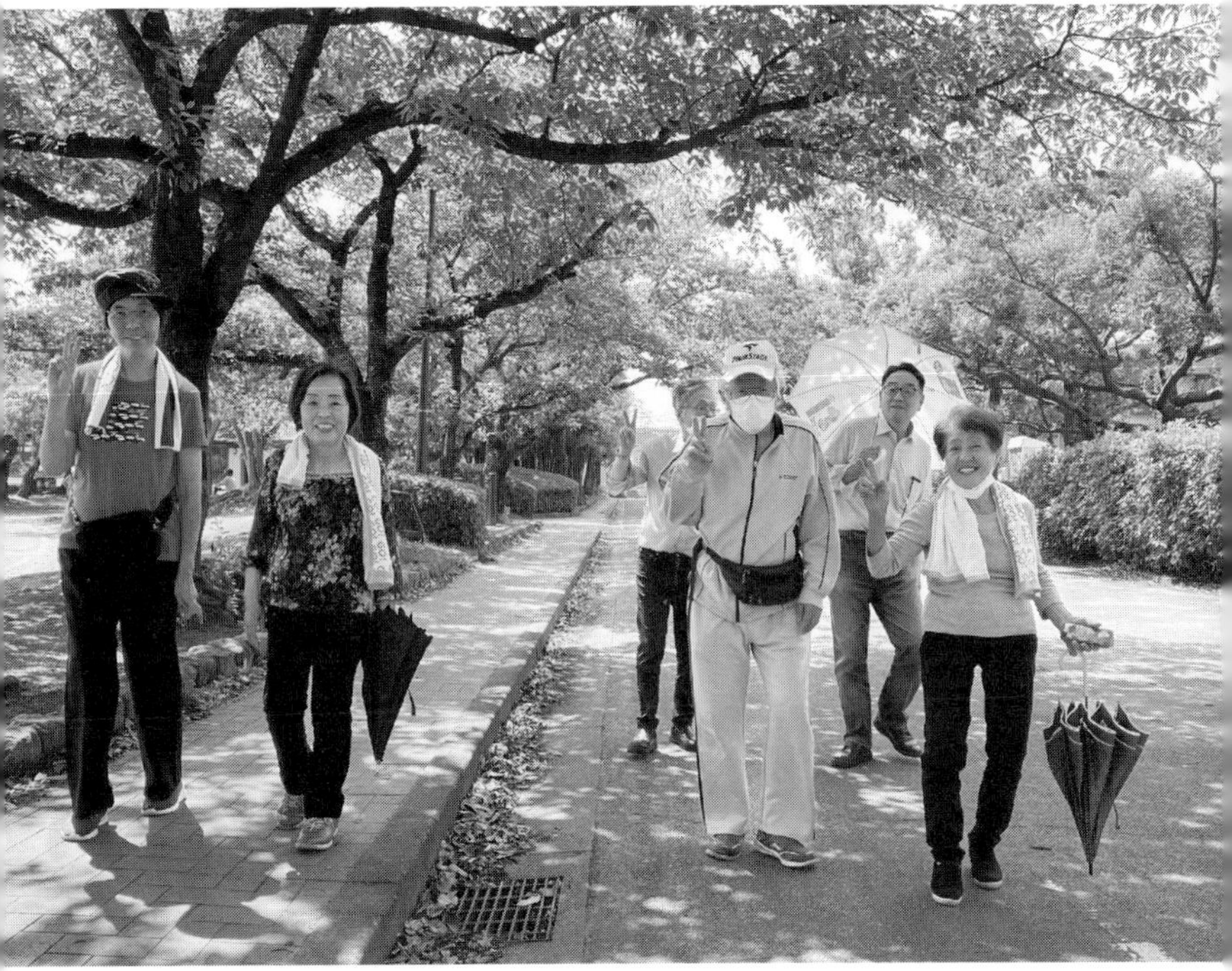

世界中の17の街を比べた研究によると、公園や歩行者用道路にアクセスのよい街に住んでいる人々は、そうでない街に住んでいる人々に比べて、歩いている時間が毎週ベースの換算で平均1時間から1時間半も長くなっていました。

面白いケースもあります。2007年、アメリカのオクラホマ市のミック・コーネット市長が、「市民全員の合計体重を100万ポンド減量しよう」という作戦を展開したのです。

そのための財源は、市民全員から1人1セントずつの増税で賄《まかな》われました。これにより、オクラホマ市は生まれ変わりました。公園、歩行者に優しい道路、そしてウォーキンググループがどんどん広がったのです。

2 多忙な人にお勧めの運動法ヴィルパ

〈ヴィルパのメリット〉

最近の研究によれば、ジムに通わない人でも、毎日ごく短時間の運動をすることで、死亡リスクが低下することがわかりました。通常の意味での運動ではなく、瞬間的に身体を動かすだけで十分です。階段の上り下りや通勤時の早歩きなど、日常生活の中で行える動作です。

これはヴィルパ（VILPA）と呼ばれています。

ヴィルパなら、多忙な人でも簡単に取り入れることができます。1日に1〜2分ほどの動作を数回行うだけでも十分です。世界中の健康ガイドラインでは、週に2時間以上の早歩きと同等以上の運動が推奨されていますが、現実には多くの人々が定期的な運動をしていないのが現状です。

アメリカでは、成人の約4分の3がこのような運動をしておらず、WHO（世界保健機関）の推計では、世界中で14億人以上の成人が運動不足による病気のリスクを抱えているとされています。したがって、日常的な身体活動の利点を享受できるヴィルパは、多くの人にとって朗報です。

〈加速度センサーによる活動測定〉

ヴィルパは、特別な場所や時間に縛られず、コストもかからない点が魅力です。

ジムなどでかかる会費や時間を考えても、ヴィルパはコストパフォーマンス（費用対効果）がよいと言えます。

最近行われたある研究は、加速度センサーを付けて身体活動を測定していました。対象はイギリスに住む40～69歳の約2万5000人で、ほとんどの参加者が日常の中で運動をせず、週に1回以上のレクリエーションウォーキングさえ行っていない人々でした。

加速度センサーには、「運動不足の人々」の約89パーセントにスパート動作が記録されました。これらの動作は通常、1回あたり1～2分の短時間で、1日に3回程度行われていました。1日に11回以上スパート動作が記録された人はいませんでした。

〈ヴィルパの効果〉

しかし、約7年後の健康状態を見ると、ヴィルパの影響は大きかったことが明らかになりました。1日に3回、1～2分以上のスパート動作を行った人は、行わなかった人に比べ、あらゆる原因またはがんによる死亡率が約40パーセント低く、心血管疾患《しんけっかんしっかん》による死亡率も約50パーセント低かったのです。

実際に測定されたヴィルパの約9割は、2分以内の短い動作でした。最大2分間のヴィルパの合計時間は、週にしても15～20分程度に過ぎません。

ただし、すべての研究には限界があります。今回の研究は加速度センサーを使用しており、重たい買い物袋をゆっくり運ぶような身体活動はスパートとしてはあまり記録されないという制約があります。

また、ヴィルパの記録が少ない人々は、もともと不健康だった可能性があるのかもしれません。しかし、初めの2年間の追跡期間中に死亡した被験者は分析から除外されています。分析はさらに、年齢、喫煙、飲酒、薬物使用、果物・野菜の摂取、肥満度、健康状態などの要因についても調整されています。

ヴィルパは、歌いながらできる場合でも、やや強い運動が必要で、心拍数の上昇や少しの息切れを感じる程度が望ましいでしょう。毎日のルーチン活動にヴィルパを取り入れることをお勧めします。

3 妊婦さんの運動

〈妊婦の運動はＯＫか？〉

「妊婦は運動を控えて安静にするほうがよい」という話を聞くことがあります。「運動で流産や早産のリスクが高くなるのではないか」という心配からです。

しかし、むしろ安静は弊害があることが妊婦にも言えることがわかっています。軽度の運動では、流産や早産、また胎児への悪影響のリスクが高くなることはありません。

妊娠初期後半から分娩《ぶんべん》前の時期（8週以降）、エアロビクス、ダンス、サイクリングなど軽度の運動（最大心拍数の60パーセント程度まで）を週3回約1時間行っても、流早産や低出生体重のリスクが増えないことが研究からわかっています。

妊娠前は運動不足気味だった女性も、軽度の運動は安全です。

また、妊婦さんには、高血圧、糖尿病、肥満などの方がいます。そのような方も軽度の運動は安全です。流早産や低出生体重のリスクは増えません。

適度の運動は、過度な体重増加を予防する効果があり、妊娠糖尿病や中毒症、帝王切開、腰痛、骨盤痛、尿失禁の予防になることもわかっています。

〈妊娠の体重増加〉

また、「妊婦はたくさん食べて栄養をつけ、できるだけ体重を増やすほうがいい」ということを聞くことがあります。

女性は、妊娠出産を経験すると、そのたびごとに体重が増えてゆくことがよくあります。中高年の肥満の原因の1つです。また、体重が過剰に増えた妊婦では、子どもの出生時体重が大きくなる傾向があります。軽い新生児と同様に、重い新生児もまた、様々な合併症のリスクが高くなります。親から子どもに肥満が引き継がれることにもつながります。

〈妊婦さんにお勧めの運動レシピ〉

ほとんどの国の産婦人科学会のガイドラインでは、妊婦であっても、特別な病気や産科的な合併症がなければ、一般人と同程度の、軽度から中等度の運動を勧めています。毎日少なくとも20分間、軽度から中等度の運動です。妊娠10~39週での運動を勧めています。

運動内容としては、エアロビクス、ダンス、サイクリングなどに加え、ヨガなども勧められています。運動強度を測る目安として役に立つものに、トークテストがあります。これは、運動中に会話ができる程度の運動であれば過剰な運動ではないというものです。

〈妊婦さんの運動中の注意点〉

運動は気持ちよく行い、適度の水分を取りましょう。高温多湿の環境での運動は避け、糖尿病の人は低血糖や高血糖にならないように注意しましょう。

不正出血、破水《はすい》、腹痛、呼吸困難、めまい、頭痛、胸痛などの警告症状が出た場合は、ただちに運動を中断してください。

最大心拍数の90パーセント以上の運動は避けましょう。筋肉のみに血流が集まるため、胎盤血流が少なくなる可能性があります。高体温や脱水をきたすこともあります。

また、長距離ランニングや筋トレも避けましょう。胎盤血流が減り、筋トレでは失禁や骨盤臓器の脱出のリスクもあります。

運動の体勢も重要です。妊娠中期以降では、仰向けでの運動はなるべく避けましょう。妊娠で大きくなった子宮が下大静脈を圧迫することにより、心臓に戻る血流が少なくなる結果、心臓から出てくる血液量が減ってしまうからです。血圧が下がって失神することもあります。

また、心不全、呼吸不全、子宮頸管無力症《しきゅうけいかんむりょくしょう》、26週以降の前置胎盤《ぜんちたいばん》、破水の高リスク群、妊娠中毒症、重度の貧血など、重篤な病があるときは、妊娠中の運動は避けてください。

ただし、これらの病気があっても、通常の歩行は制限する必要はありません。絶対安静では、静脈血栓症のリスクが高まります。特に妊娠は、そのリスクが高くなることがわかっています。

4 健康的な都市デザイン

〈世界的な肥満の増加〉


世界的に肥満が増加しています。今や世界の6億人が肥満です。

肥満の原因は、カロリー摂取の増大だけでなく、カロリーの消費不足もあります。

カロリーの消費を増やすために運動が重要であることは誰もが理解していますが、継続して実行することはなかなか難しいですね。

しかし、運動をやっていなくても、太らない人はたくさんいます。どうして、彼らはたくさん食べても太らないのでしょうか。それは、運動をしなくてもカロリー消費が行われて、体重が増えない「しくみ」を意識的または無意識に活用しているのです。

〈ニートを増やせ〉

そのしくみが、NEAT《ニート》（Non-Exercise-Activity-Thermogenesis）です。運動以外の身体活動でエネルギーを消費します。

ジョギングやスポーツではなく、歩行、散歩、家事、庭仕事、余暇活動、仕事中の活動などのほか、家の中や職場での姿勢の保持、貧乏ゆすりなどです。

カロリー消費全体の量では、ニートが運動をはるかに超えています。

すなわち、一般の人では、運動よりもニートで消費するエネルギー量のほうが多いのです。昼間の活動時間の長さ全体からみると、運動時間は短いですから、少しでも身体を動かすニートが、消費エネルギーとしては多くなるということです。

ニートは、肥満や糖尿病、動脈硬化症の予防にもなります。

ぜひ、普段の生活の中で、ニートを増やしてゆきましょう。まず、歩ける距離であれば自家用車やタクシーを使わない。こまめに家の掃除をする、電車では立つ、駅ではエスカレーターは使わずに階段を使う、などです。

考えごとをする際にも、できるだけ近くの公園に行って、歩きながら考えるとよいでしょう。散歩は、アイデア着想にもよい効果をもたらすことがわかっています。

〈日本の都市部と地域〉

日本国内を見渡してみましょう。東京や大阪などの都市部では公共交通機関が発達していますが、公園はあまり整備されていません。一方、地方では、公園が充実しているところが多いですが、移動には自動車が多く使われています。これからの都市設計は、そのような点も考慮したデザインが求められます。

それまでに私たちができることを考えてみましょう。

まずは、コンビニなどへのちょっとした買い物からですね。ニートをアップさせるために、散歩を兼ねて歩き、2日に1回は公園に出かけて、身体を動かすとよいでしょう。

5 健康的なスマホのサイズ

〈エルゴノミクスでスマホを研究〉

人間工学（エルゴノミクス）という学問分野があります。

人間の生理的・心理的な特徴をもとに、「人間にとっての使いやすさ」という視点から、装置や機械などのデザインを研究する学問です。

エルゴノミクスの目的は、疲れやストレスをなるべく感じずに人間が装置や機械を扱えるようになることです。長時間の同一動作は関節や腱、筋肉などに影響を及ぼすことがあり、装置や機械などのデザインもその影響に関係する重要な因子なので、このような学問が発達してきたのです。

〈鍵は「親指」〉

さて、現代の日本人がもっとも長時間利用している機械は何でしょうか。スマホです。スマホ動作についてのエルゴノミクスのエキスパートであるハーバード大学のジャック・デナーレイン客員教授は、「鍵は親指にある」と述べています。

親指がスマホの画面のどこまで届くかがポイントです。親指がタッチスクリーンをスワイプし、アイコンをタップする。この動作がシームレスに行われるのがよいのです。

手でモノを握っているとき、その手の親指の動きはかなり制限されています。そのため、サイズの大きなスマホを使っていると、親指で届かない部位があるために、その都度スマホを握り直す必要性が出てきます。握り直すとき、スマホ落下のリスクがもっとも大きくなります。「スマホは小さいのがよい」理由は、落下のリスクが小さいからとも言えます。

〈タッチスクリーンの中央部がスイートスポット〉

また、タッチスクリーン上のアイコンが存在する場所も重要です。デナーレイン客員教授によると、それは「スマホ画面の中央付近」とのことです。一般的には、仮想キーボードはスマホ画面の下部に出ていることが多いですね。

エルゴノミクスの研究では、親指の付け根に近すぎると、親指の動作のパフォーマンスがもっとも低くなることが示されています。実際、向かって右下の隅の部分は、右親指ではタッチ不可能な場所となります。

仮想キーボードが中央にくるようにすると、親指の関節可動域のちょうど良い位置におかれることになるので、長時間の動作継続でも関節の障害が起こりにくいということです。メーカーもこの知見を活かして開発をしてほしいところですね。

〈指の長さも考慮〉

さて、スマホのサイズの話に戻りましょう。

九州大学の研究によると、高齢の人と親指の長い人は、少し大きめのサイズのスマホのほうが親指の動作がよくなり、自分の指の長さにフィットするスマホを使うとよいということです。電車の中で人々がどのようにスマホを動作しているかを調べた台湾の研究では、立っているときは多くの人が片手で操作し、座っているときは両手で操作していることが多かったとのことです。しかしながら、片手操作は落下のリスクが高くなるし、パフォーマンスも両手操作のほうがベターです。

もちろん、スマホの購入は、親指のみで決められませんが、このエルゴノミクスの研究結果も考慮してスマホ選びをすると、より賢い選択ができると思います。

私自身のスマホの用途は、メールを読んだり、調べ物をしたり、いろいろです。最近は、電車に乗っていても、ノイズキャンセリングイヤフォンで騒音から耳を保護しながら、好きなジャズのライブシーンをユーチューブで見ていると、私だけのシアター空間となります。画面サイズは小さめでもいい感じです。

第3章

脳の健康

1 ソーシャルメディアの脳への影響

〈ソーシャルメディアとメンタルヘルス〉

ソーシャルメディアの使用が10代のメンタルヘルスに悪影響を及ぼす可能性があるという注意勧告が出されるなど、デジタルテクノロジーの普及に伴うメンタルヘルスへの影響に関する議論が増えています。

特に10代の若者にとっては、ソーシャルメディアはとても身近で、彼らの自己評価やメンタルヘルスに与える影響が大きいことが指摘されています。

ソーシャルメディアを通じて、他の人との比較や劣等感を感じるのは、特に若い世代の課題です。他の人が自分よりも幸せそうに見えたり、外見や生活スタイルが理想的に見えたりすることが、自尊心や価値観に悪影響を及ぼすことがあります。また、摂食障害やうつ病などが増加しているとの報告もあります。

このような問題に対処するためには、学校や家庭でのサポートが不可欠です。若者にメディアリテラシーを教え、ソーシャルメディア上のコンテンツを批判的に評価する能力を養うことです。また、オンラインでの活動とオフラインでの活動のバランスを取り、リアルな人間関係や趣味、アクティビティに時間を割くことも、メンタルヘルスにプラスの影響を与えるでしょう。

ソーシャルメディア企業も、若者のメンタルヘルスへの配慮を強化し、有害なコンテンツの制限や、健康的なオンライン環境の提供に取り組む必要があります。

〈ソーシャルメディアと摂食障害〉

ソーシャルメディアやデジタルメディアにおける加工された画像やビデオの増加は、摂食障害や体型不安に影響を与える可能性があることが懸念されています。

実際、10代の女性は、加工された美容画像や理想化された体型のビデオを見ることによって、自己イメージに対する不安や劣等感を感じることがあります。これは、ソーシャルメディア上での比較と競争が増え、現実とは異なる美の標準が強調されるからです。

エコーチェンバー現象をご存じでしょうか。自分と同じ趣味や好みに関連するコンテンツにばかりさらされ、同じタイプのコンテンツが頻繁《ひんぱん》に表示される現象です。同じような画像やアイデアに接することが続くため、自己評価への影響が強まります。

偽《にせ》の画像やビデオの増加も、ソーシャルメディア上での信頼性の問題を引き起こしており、現実と仮想の境界が曖昧になり、偽の美の標準が現れる可能性があります。このようなコンテンツは、特に若い世代に対して混乱や不安を引き起こしかねません。

こうした問題に対処するためには、メディアリテラシー教育が重要です。若者が、メディアコンテンツを批判的に評価し、加工された画像やビデオと現実との違いを認識する能力を養うことです。また、親や教育機関も、健康的なメディアの使用と自己評価をサポートするために協力する必要があります。

〈企業戦略を読む〉

青少年期は、感情を処理する脳の部位が、判断と論理的思考よりも早く発達するので、感情的な反応が優先されやすくなります。これが、ソーシャルメディアのコンテンツに感情的に反応し、衝動的な行動につながる一因とされています。

デジタルリテラシーは、ソーシャルメディアを適切に使うために重要なスキルです。若者は、情報を評価し、批判的に考える能力を養わなければなりません。広告やコンテンツがどのように設計されているか、それを見る人をどのように誘導し、影響を与えるかを理解することが、デジタルリテラシーの一部です。

企業は、広告戦略を駆使して消費者を誘導し、市場を拡大しようとします。このため、若者は自己評価を守り、衝動的な行動に駆られないようにするスキルを身につける必要があります。

個人と社会全体がデジタルメディアの使用に対する意識を高め、健全なデジタル環境を築くことも求められています。

2 大脳レジリエンス力を鍛える

〈増える認知症〉

認知症の第1の原因であるアルツハイマー病は高齢者に多く、高齢人口が増えると認知症の人も増えてきます。

また、高齢者に多い脳梗塞も、認知症の2番目に多い原因となっています。

高齢者人口の割合が増えている日本では、認知症の人が多くなってきています。

しかし、高齢そのものが認知症の原因ではありません。

高齢でもアルツハイマー病や脳梗塞にならない人は多く、活発に知的活動を続けている人も大勢います。そのような人々の生活習慣から、認知症の効果的な予防法のヒントを得ることができます。

アルツハイマー病と脳梗塞のうち、脳梗塞の予防法はほぼ確立しています。第1に禁煙です。次に高血圧と糖尿病の予防と治療。減塩、エクササイズ、適正体重の維持、そして定期的な血圧・血糖の測定とそのコントロールが重要です。

また、心房細動《しんぼうさいどう》という不整脈が原因となって、心臓の中の1つの部屋（心房）に血栓ができやすくなり、これが脳の血管に詰まって脳梗塞となることがあります。この種類の脳梗塞を予防するためには、心房細動の特徴である脈のリズムがバラバラであるなどの症状があったときには、早めに医療機関に受診し、血液をサラサラにする薬を内服するなど、脳梗塞の予防を始めるようにお勧めします。

〈良心的な考えと行動はアルツハイマー病の予防となる〉

では、アルツハイマー病の予防はどうでしょうか。

これまで予防の方法は不明でしたが、最近になって様々な方法が、アルツハイマー病の予防に効果があることが確認されてきています。

これらは、「大脳レジリエンス力」を保つ方法です。

「大脳レジリエンス力」は「認知的レジリエンス力」とも呼ばれ、認知症の原因となる病的攻撃に対する大脳の防御力を意味しています。

大脳レジリエンス力を向上させるにはどうすればよいのでしょうか。

意外に思われるかもしれませんが、地域や自然保護のためのボランティアなど、社会のためになる活動を積極的に行うこと。これが重要です。

スポーツクラブや勉強会、ボランティアなどの社会的活動を活発に行っている人は、脳由来神経栄養因子という大脳レジリエンス力を高める重要な物質の量が増えることが研究でわかっています。良心的な考えや行動を行うと、認知症の予防になることが分子レベルで示されているのです。


〈認知症にならない生活習慣〉

運動は、高血圧と糖尿病の予防や治療に重要ですが、アルツハイマー病の予防でも重要です。運動は、脳由来神経栄養因子を増やし、大脳レジリエンス力を高めることがわかっています。

また、運動は血管内皮細胞成長因子を増やします。アルツハイマー病の原因の1つは、アミロイド様物質が大脳内の血管周囲に沈着して神経細胞への血液供給を遮断することです。血管内皮細胞成長因子は、大脳内の血管成長を促し、アミロイド様物質の影響を抑えてくれるのです。

一方、脳に悪い生活習慣を避けることも重要です。

まずは、過剰なストレスと睡眠不足。これらは、大脳レジリエンスによくありません。

そして、長期にわたる大量の飲酒。飲酒量と脳の容積は、負の相関があることがわかっています。

そして、脳は使うほどよくなる。これも医学的真理です。

高齢になっても、新しいことを積極的に学んでゆくと、脳細胞によい刺激を与え、認知機能の維持につながります。105歳の長寿をまっとうした医師の日野原重明先生は、新しいことにチャレンジしてゆくことが、脳を元気に保って健康長寿を実現するのにもっとも重要であるとおっしゃっていました。

〈ビタミンの欠乏でも認知症になる〉

また、ある種のビタミンの欠乏は脳の健康に有害です。

たとえば、ビタミンB_1が欠乏すると、コルサコフ精神病という認知症にかかり、記憶力がなくなります。記憶力がないという認識もなくなるため、話し相手の問いに対して悪意のないウソをつく傾向があります。これを作話症状《さくわしょうじょう》と呼んでいます。

ビタミンB_{12}欠乏でも認知症となります。この場合は、貧血や脊髄《せきずい》・末梢《まっしょう》神経障害を合併することもあります。脊髄・末梢神経障害では、足のしびれや、バランスの不安定さからくる転倒などをきたします。

さらに、あまり知られていませんが、ナイアシンというビタミンの欠乏も認知症を起こします。これは、ペラグラと呼ばれ、認知症のほかに下痢、発疹《はっしん》を伴います。

「ビタミン欠乏で認知症になるなら、サプリでビタミンを大量に取れば予防できるのでは？」と思う人もいると思います。しかし、これは正しくないことがわかりました。ビタミンB_1やB_{12}、ナイアシンを大量に取っても頭はよくなりません。

また、10年ほど前までは、ビタミンEを取るとアルツハイマー病の予防や治療となると考えられていました。しかし、これもその後の臨床研究によって否定されています。何事も過ぎたるは及ばざるがごとし、ですね。

ビタミンを多く含《ふく》む野菜や果物、豆類、肉類などの自然の食品を取るようにするとよいでしょう。B_1を多く含む食品には、豚肉、うなぎ、いくら、B_{12}を多く含む食品には、貝類、レバー、魚類、そしてナイアシンを多く含む食品には、鶏肉、牛肉、魚類などがあります。

3 認知症にならないために

〈超高齢社会と認知症〉

これまで高齢者は65歳以上と定義されていましたが、この定義を引き上げたほうがよいという意見が、日本老年学会と日本老年病学会から提案されました。

新しい高齢者の定義は75歳以上で、65歳から74歳まではプレ高齢者です。

日本人の平均寿命は、世界トップクラスです。65歳以上でも、体力、知力、気力が旺盛な人は大勢います。

「65歳以上が高齢者」という定義は、そもそも前世紀の平均寿命に基づいたものでした。日野原重明先生は、85歳以上で社会貢献を活発に行っている人々を「新老人」と定義されました。日野原先生自身も新老人として活躍を続け、105歳の天寿をまっとうされました。

しかしながら、超高齢社会の日本には大きな課題があります。認知症の増加です。年齢ごとに過去と比較すると、認知症の発症率は減ってきていますが、高齢人口が爆発的に増えているために認知症患者の人数は増えているのです。

最近、アルツハイマー病およびその他の原因による認知症による死亡者が急激に増加しています。地球規模で見ても大きな問題です。2015年のデータでは、世界中で約4700万人もの人々が認知症を患っていると推定されています。これは21世紀の最大の課題となっています。

〈認知症に対する治療〉

これまで認知症は、高齢のために起こる自然な結果だと思われてきました。

現在、認知症には有効な治療方法はありません。そのことが、高齢の必然的な結果だと思われる要因となったのです。

ドネペジルやガランタミンなどのコリンエステラーゼ阻害薬という薬は、アルツハイマー病やレヴィー小体型認知症の進行を遅らせる可能性はあります。また、メマンチンは、アルツハイマー病やレヴィー小体型認知症の重症者の進行を抑える可能性がありま す。

しかし、これらの薬は軽度の認知機能障害には有効ではありません。


〈認知症の要因〉


実は、多くの認知症は予防可能なのです。

認知症全体に対する原因の割合を比較したデータがあります。それによると、遺伝的に認知症になりやすい要因があって認知症になった人は7パーセントのみで、多くの要因が遺伝以外の後天的なものなのです。

すべての認知症患者のうち、後天的な要因で認知症となった人の割合を見てみましょう。

まず、小児期における学校での浅い学習経験が8パーセントの認知症に関連しています。小学校を中途退学すると、将来、認知症になるリスクが高くなります。小児期の学習は、認知機能の発達に重要なのです。

中高年では、高血圧と肥満が合わせて3パーセントの認知症に関連しています。また、中年期での聴力障害が9パーセントの認知症に関連しています。聴力障害が認知症につながる詳しいメカニズムはまだ完全には解明されていませんが、明らかなリスクとなっています。

65歳以上では、糖尿病、運動不足、喫煙、うつ病、社会的孤独などが15パーセントの認知症の原因となっています。社会的孤独は、コミュニケーション不足を招き、脳の神経細胞が使われなくなるため、認知症が進んでしまうのです。

〈認知症の予防〉

これらの小児期から中年、そして65歳以上の時期における認知症の要因をすべて取り除くと、認知症の35パーセントが予防できるのです。

認知症の予防は、中年期の人はもちろん、子ども時代の過ごし方も大切です。若い頃から絶えず騒音などに曝露《ばくろ》されていると、将来、認知症のリスクが高くなるでしょう。

認知症のケアでは、家族と介護者のメンタルヘルスについても考慮しなければなりません。家族と介護者の多くは生活の質が下がっており、約40パーセントの人に不安神経症やうつ病が発症するといわれています。家族や親戚だけでなく、社会全体での対応を真剣に考えて取り組むべきでしょう。

認知症の発症年齢を平均で5年遅らせるだけで、その数を半分に減らすことができます。認知症は年齢による必然的な結果とみなしてはならないと思います。予防可能な部分がかなりあります。予防について、皆で真剣に考えるときが来ていると思います。

第4章

睡眠

1 睡眠の最新医学

〈眠らない現代人と高齢者〉

「年を取ると睡眠時間が短くなる」とご高齢の方が言われるのをよく聞きます。

でも、高齢者の短い睡眠時間は健康的なのでしょうか。

結論から言うと、高齢であっても、短い睡眠時間は健康的ではありません。

私は、高齢の患者さんにも、睡眠は最低7時間確保するようにお勧めしています。

その理由についてご説明したいと思います。

現代社会では、多くの人が眠れなくなっています。24時間365日、テレビは番組を放送し続けています。家電製品に使われているLEDの青い光は、網膜に作用して脳にシグナルを送り、睡眠を妨げます。車社会によって、毎朝の一般道路での騒音はますますひどくなっています。仕事や学校は早い時間から始まりますので、遅く寝て早く起きるのが当たり前のようになっています。

人間の脳内には体内時計があります。体内時計の1日は24時間15分程度。つまり、体内時計は24時間周期ではなく、毎日約15分遅く進むリズムなのです。

そのため、人間が眠る時間帯は体内時計のみに従うと徐々に遅れてゆき、毎日、体内時計をリセットしなくてはなりません。リセットするためには、朝、日光に当たる必要があります。

〈ノンレム睡眠とレム睡眠〉

進化の過程で、睡眠は非常に重要な機能として温存されており、ほとんどすべての動物が睡眠を取っています。

睡眠には2種類あります。ノンレム睡眠とレム睡眠です。

人間の睡眠では、90分間でこの2つが1サイクルを成しており、これが繰り返されています。睡眠の前半ではノンレム睡眠が長く、後半ではレム睡眠が長くなっています。夢を見るのはレム睡眠です。

ノンレム睡眠とレム睡眠の役割は、それぞれ異なっています。

ノンレム睡眠には、記憶を助ける働きがあります。日中に学習した内容は、脳の奥にある海馬《かいば》に一時的に貯蔵されますが、ノンレム睡眠によって大脳全体にうまく配分されて長期の記憶として保持されます。

レム睡眠は、記憶された知識を様々な組み合わせで結合することにより、クリエイティブなイノベーション的発想をもたらします。

睡眠時間が短くなると、この睡眠の役割が十分に果たされなくなります。

ノンレム睡眠が浅くて短いと、昼間の間に学習した内容が長期記憶として保存されなくなり、レム睡眠が短いと、クリエイティブな発想を生み出す可能性が低くなります。

これらは、受験生や頭脳労働者にとっては大変重要なことです。

また、睡眠が浅くて短くなると、身体や心の健康に害を及ぼします。がんや心血管病《しんけっかんびょう》、肥満、糖尿病などの病気になるリスクが高くなるのです。また、うつ病や不安神経症、認知症のリスクも高くなります。

小児の場合は、ＡＤＨＤ（注意欠如・多動症）に似た症状をもたらします。

心理的トラウマを受けた人の場合、レム睡眠が短いとＰＴＳＤ（外傷後ストレス障害）になるリスクが高まります。

〈8時間の睡眠を確保する〉

このように、睡眠が浅くて短くなると、様々な病気のリスクが高まります。

しかし、だからといって、ベンゾジアゼピン系や非ベンゾジアゼピン系の睡眠導入剤などを服用することは勧められません。これらの薬は、睡眠を早めに導入してくれますが、睡眠の質を低下させます。長期間服用していると、認知症のリスクが高まることもわかっています。

大量の飲酒は、レム睡眠を抑制します。つまり、クリエイティブなイノベーション的発想が抑えられてしまうのです。研究者やビジネスマンにとっては致命的なことになります。

アルコール依存症の患者さんがアルコールを中断したときに起こる禁断症状は、振戦《しんせん》せん妄《もう》と呼ばれています。これは、覚醒しているときにレム睡眠、すなわち夢を見るような幻覚に襲われる症状です。

睡眠の後半の最後の部分は、ほとんどがレム睡眠に入ります。8時間の睡眠時間の中では、最後の90分が重要なレム睡眠の時間となります。そうすると、睡眠時間が6時間の人は、この大切な時間帯を味わっていないことになります。

年齢を重ねても頭が硬くならないように、8時間の睡眠を確保したいところです。

〈認知症予防の鍵は睡眠〉

正常な認知機能をもつ65～85歳で、1日の平均睡眠時間が6時間未満あるいは9時間以上の高齢者は、7～8時間の睡眠を取っている人に比べて、認知機能や健康関連の障がいの発症が多いことが示されています。

適度な睡眠時間が認知症予防に寄与することが示唆されており、現代の日本人の平均睡眠時間が短いことから、もっと長時間の睡眠が推奨されています。

睡眠は脳内の機構に影響を与え、覚醒時に脳内に蓄積した認知症関連物質を除去する役割があるとされています。

特に昼間の短時間の仮眠が有益であり、数学の難問を解く実験において、問題文を読んだ直後に仮眠をとり、その後に解答することで正解率が上がることが示されています。慢性的な睡眠不足は、脳に損傷を与える可能性があり、この損傷が蓄積すると認知症のリスクが高まるとされています。したがって、睡眠は、認知症を含む脳の健康をサポートする重要な要素であり、薬やサプリメントよりも助けになるとされています。

疲労やストレスのある日常生活の中で、適切な睡眠を確保することは健康にとって不可欠です。また、外部の騒音をシャットアウトするために、ノイズキャンセリング式のイヤフォンを活用することで、快適な仮眠を取ることができることも示唆されています。

健康な生活を維持するために、適切な睡眠の重要性を認識し、実践することが大切です。

2 睡眠を取らない子どもたち

〈AI時代に勧められる睡眠とは〉

睡眠時間が6時間の人はノンレム睡眠中心となり、記憶には都合がよいですが、それはコピーアンドペースト的な脳活動にすぎません。

子どもの頃からレム睡眠を削除していると、新しいアイデアを生み出す脳の機能が成長しなくなります。激しい受験勉強を突破した学生ほど、大学生や社会人となってからまったくアイデアの出てこない人間となっているのをよくみかけます。

記憶マシーンであるAIが登場した現代では、記憶人間の役割は低下してきています。

これからは、新しい発想ができる人間の重要性が増してきます。今後、その傾向が加速してゆくでしょう。

しかし、単に長く寝ればよいというわけではありません。量（睡眠時間）だけでなく、睡眠の質が重要です。

質の良いレム睡眠をとる方法として私が勧めるのは、レム睡眠を抑える因子をできるだけ取り除く方法です。その因子とは、アルコール、睡眠導入剤（ベンゾジアゼピン系薬）、騒音、光、高温です。

静かで暗く、涼しい部屋で8時間睡眠を取りましょう。これが、AIを超える発想力人間になるための睡眠です。

3 夏は朝遅く起きる

〈私が夏に体調不良になる理由〉

私が住んでいる沖縄は、真夏でも朝はそれほど暑くはありません。

しかし、毎年夏になると、いつも私は体調を崩していました（夏風邪にかかるわけではありませんが）。

その理由が最近になってわかりました。夏になると、睡眠時間が短くなるからでした。そして、睡眠時間が短くなる原因が、夏の日の出が早いからだということに気づいたのです。

たとえば、東京と沖縄は同じ日本ですが、東京に比べて沖縄の日の入りと日の出は30分から1時間も遅いのです。

〈東京と沖縄の時差〉

日の出の時刻と睡眠時間には、密接な関係があります。

先述のように、人間の体内時計の1日は24時間周期ではなく、毎日約15分遅く進むので、毎朝、日光を体感して体内時計をリセットする必要があります。

ヨーロッパの国々では、日の出の時刻に合わせて仕事と学校の開始時刻を設定するのが当たり前になってきています。医学的にみると、東京では8時50分に仕事や学校をスタートしてもよいと思いますが、沖縄では9時30分でよいと思います。それが人間の体内時計に適合した脳の活動スタート時刻なのです。

〈サマータイム導入の挫折〉

東京オリンピックの年にサマータイムを導入するという案がありました。オリンピックがある夏に、時計の針を1時間から2時間先に進めるというものです。

8月中旬の東京の日の出時刻は5時頃です。これを7時として、早く起きて仕事や学校に行かせるという発想でした。しかし、コンピュータの時刻設定変更などで莫大な費用がかかることがわかり、廃案となりました。

私は、これが廃案となってよかったと思っています。日本人全員が睡眠不足になり、健康を害する可能性が高いからです。

睡眠は健康に重要です。睡眠不足になると、高血圧、肥満、糖尿病、がんにかかりやすくなります。認知症になる危険性も高くなります。

それだけではありません。子どもの学力は、睡眠時間に比例します。

先に記したように、人間の睡眠では、6時間後に優位となるレム睡眠の時間は貴重な直感と発想の時間となります。レム睡眠を2時間確保するためには、8時間の睡眠が必要です。

欧米の学校は、冬は授業開始時刻を1～2時間遅らせて、児童の成績をアップさせることに成功しています。

沖縄では、子どもたちや国民のために、時差を設けてもよいと思います。沖縄と台湾の時差は1時間。私は仕事でよく台湾に出かけますが、台湾にいるときは体調が良好となることがほとんどでした。睡眠時間が十分取れるからです。

沖縄の子どもの学力テスト結果の平均値が低いとよく言われます。私は、その原因の1つとして睡眠時間の短さを挙げます。試しに、アメリカのように、沖縄と本土に時差を設けてみるとよいでしょう。

4 メンタルと睡眠

〈メンタル不調の要因〉

ここ数十年、世界中の青少年の間で、不安やうつ症状を感じる人々が増加しています。WHO（世界保健機関）によると、10～19歳の7人に1人が不安やうつなどの精神疾患を抱えていると報告されています。CDC（米国疾病予防管理センター）による詳細なデータによれば、14～18歳の若者の44パーセントが、過去1年以内に悲観的または絶望的な感情を経験したことがあるとのことです。

確かに、新型コロナウイルスの大流行は、若者のメンタルヘルスに否定的な影響を及ぼしました。もっとも、パンデミック以前から若者のメンタルヘルスに関連する症状が増加していたことも事実です。その一因として指摘されているのが、ソーシャルメディアです。

しかし、多くの研究により、デジタルメディアの使用とメンタルヘルスの関連性は比較的小さいことが示されています。メンタル不調とスマートフォンの使用との直接的な関係はほとんど見られず、スマートフォンを使わなければ問題が解決するわけではありません。原因は単一ではなく、様々な要因が複雑に絡み合っている可能性があります。

〈うつ病の実態〉

自殺の原因の多くは、うつ病に関連しています。

日本は、先進国の中で自殺者数が多い国として知られており、毎年3万人以上の自殺者が報告されています。コロナパンデミック以前の自殺者数は減少傾向にありましたが、パンデミックの影響で再び増加しました。特に女性の自殺者数が増加していることが懸念されています。

また、日本では年間約15万人もの変死者が発生しています。WHOの推計によれば、変死者数の約半数が自殺によるものであるため、統計上は自殺者数に変死者数の半分を含めるべきとされています。この考えに基づくと、日本の自殺者数は年間約10万人になり、これは世界でもっとも高い数値となります。

さらに、日本では、うつ病の実態も過小評価されている可能性があります。多くの人が差別や偏見を恐れて、うつ病の症状を隠し、医療機関での受診をためらう傾向があるからです。

したがって、病院での受診データだけでは、実際にうつ病を抱えている人数を正確にカウントできず、その結果、うつ病の有病率が過小評価されている可能性があると言えます。

〈メンタル不調の対策はまず睡眠〉

メンタル不調の原因には多くの要因が関連していますが、子どものメンタルヘルスに

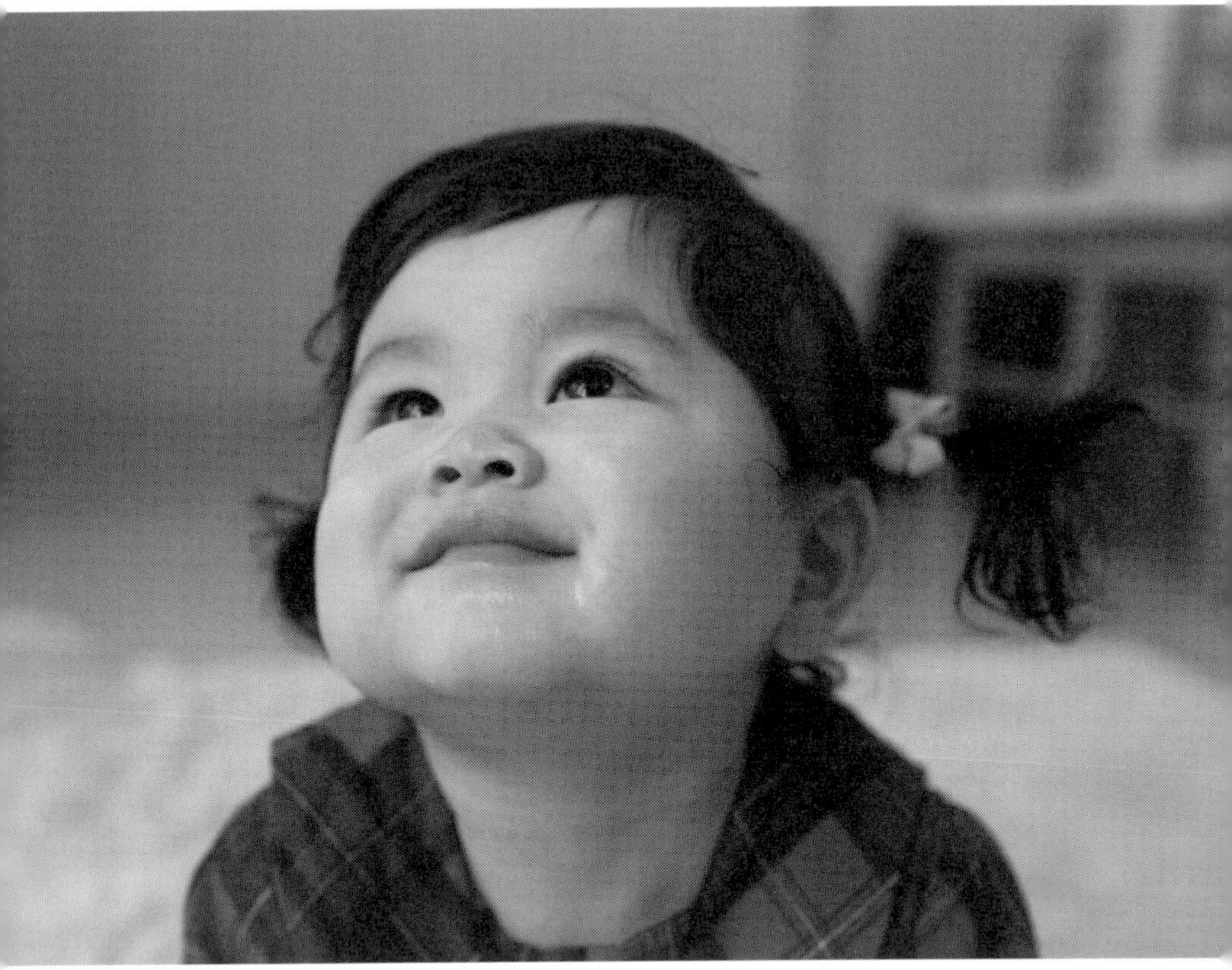

は、睡眠時間が重要であることが明らかになっています。

平均的な子どもは8時間の睡眠が必要です。欧米の一部の学校では、子どもの睡眠時間を増やすために、冬になると授業の開始時刻を1~2時間遅らせる試みが成功し、子どもたちのメンタル不調の予防と成績の向上が見られています。

一方、日本では、早朝から授業を開始する進学校が一般的で、授業開始時間を遅らせている学校はまだ少ないです。子どもたちのメンタルサポートを強化し、成績を向上させたい学校や親たちにとって、1時限目を廃止する試みも一考の余地があるでしょう。

また、寝る前にスマートフォンを使わないようにすることも重要です。スマートフォンのアプリは、注意力を高めるために設計されており、寝る前にスマートフォンを使用することは、睡眠の妨げになります。

寝室にはスマートフォンを持ち込まず、代わりに本や漫画を読むなど、リラックスできる環境を整えることが大切です。ベッドサイドに本を置く習慣をつけることで、メンタルヘルスが改善され、ユニークなアイデアが浮かぶかもしれません。

私自身も実践しているので、皆さんも試してみてください。

■コラム：怖い夢への効果的な対処法

［怖い夢へのイメージ・リハーサル療法］

怖い夢を頻繁に見ると、精神的なストレスを引き起こすことがあります。実際、怖い夢そのものがストレス源となることもあります。

最近、スイスの研究者シュバルツらが、怖い夢を見る人々に対する効果的な治療法を開発しました。これは「イメージ・リハーサル療法」と呼ばれ、音楽を組み合わせた画期的な方法です（詳細は、『カレント・バイオロジー』２０２２年10月号）。

イメージ・リハーサル療法は、怖い夢の内容をポジティブで恐れないものに変える治療法です。ただし、約30パーセントの患者には効果がないことがあります。ピアノの曲を導入することで、従来の方法では無効だった患者にも効果があることが示されました。

この研究では、怖い夢を繰り返し見る36人全員にイメージ・リハーサル療法が実施されました。まず、夢の内容に対してポジティブなイメージを形成します。次に、36人を半分に分け、一部のグループにはターゲット記憶再活性化の要素が含まれた療法が行われ、もう一部のグループには何も行われませんでした。

ターゲット記憶再活性化のグループでは、参加者は5分間、ポジティブな夢のシナリオを想像しながら、ヘッドフォンから10秒ごとにニュートラルなピアノのコード音を1秒間聴くというプロセスを経ました。その後、参加者は自宅で毎日、その音を聴きながらポジティブなシナリオを練習しました。

2週間後、参加者全員は、自宅で毎晩イメージ・リハーサル療法を実施しました。そして、レム睡眠中に、ピアノの同じコード音を聴く機会が提供されました。レム睡眠は、睡眠サイクルの中で夢を見る期間であり、ピアノの音は睡眠サイクルを自動的に検出するワイヤレスヘッドバンドを使用して提供されました。

【長期効果も確認した組み合わせ療法】

その結果、ターゲット記憶再活性化グループは、ピアノの音を聴き始めて2週間後に怖い夢を見る頻度が減少し、夢の中の感情がよりポジティブになったことが示されました。

怖い夢を平均して見る回数が、前後比較で、何もしなかったグループが2・94回から1・02回に対して、ターゲット記憶再活性化グループは2・58回から0・19回に減少しました。

また、３カ月後も怖い夢の減少が持続し、何もしなかったグループは週１・４８回に対して、ターゲット記憶再活性化グループは週０・３３回と低い水準を維持しました。

この治療法は、不安障害、ＰＴＳＤ（外傷後ストレス障害）、気分障害、不眠症など、他の精神疾患に対する新しい睡眠療法として応用できる可能性があります。

今後、これらの治療法が多くの人々の治療に導入されれば、感情に関連する心理状態を改善するための革新的なアプローチとなるかもしれません。

特に心的外傷をもつ人々にとって、有望なアプローチとなります。怖い夢を経験したことがある人は、自己治療の一環として、イメージリハーサルとターゲット記憶再活性化を試すことで、症状の軽減や改善が期待できるでしょう。

また、ピアノの音が感情を穏やかにする助けになる可能性もあり、音楽療法の一環としても活用されるかもしれません。

第5章

タバコ

1 タバコさえ吸っていなければ

〈私の叔父とタバコ〉

私は、よく「どうして医学部に入ったの」と聞かれます。

「医師になりたい」と初めて思ったのは、小学校1年生のときでした。

急性リウマチ熱にかかった私は、心臓の炎症（心炎）をきたして弁膜症を合併していました。診療所や病院に行ってみると、「心臓の雑音が聞こえるので、ここでは診ることはできません」と言われました。

ちょうどその頃、京都に仕事で出ていた従妹から連絡があり、京都の病院を受診するように言われました。その病院の医師に言われたのは、「これはたいしたことはありません」という力強い言葉でした。そのとき、一緒にいた父親のホッとした表情を覚えています。

小学校1年生の私の印象は、「お医者さんはすごい！」というものでした。

当時は単に憧れでしたが、徐々に「医師になりたい」という希望となりました。

中学校に入り、将来の医学部受験を意識するようになったとき、地元の教育委員長をやっていた叔父（従妹の父親）に相談しました。受験に対する具体的で有用な助言を得た私は、おかげで無事に医学部に合格することができました。

しかし、叔父は若い頃からタバコが好きで、とうとう肺気腫《はいきしゅ》（慢性閉塞性肺疾患《まんせいへいそくせいはいしっかん》）を発症しました。医学部を卒業して医師となった私が、沖縄の病院で診療をしていたとき、叔父は肺の病状の急性増悪をきたして入院、その後亡くなりました。

私は、「タバコさえ吸っていなければ、叔父はもっと元気で長生きできたのに」という気持ちで悔しくなりました。私の父親もタバコを吸っていましたが、叔父の病状を見て、タバコをやめました。


〈広がるタバコ〉


日本や欧米諸国の喫煙率は、過去60年で低下してきています。

一方、40もの国々で喫煙率は上昇しているという悲しい現実があります。

タバコは健康被害をもたらし、世界的に最大の死亡原因であるという事実はよく知られているにもかかわらず、なぜ喫煙率は下がらないのでしょうか。

第1の要因は、各国政府の行動がまだ十分でないということです。

有害性について広く教育したり、タバコ税を上げたり、公共の場を禁煙にしたり、禁煙希望者をサポートしたりすることは、その効果が証明されています。

ＷＨＯ（世界保健機関）は、小売価格の４分の３以上のタバコ税を推奨していますが、日本におけるタバコの税率は約65パーセントで、先進諸国の中では比較的低く、結果としてタバコ価格の低い国となっています。

厚労省の検討会は、「タバコ価格・タバコ税の引き上げによって喫煙率の低下を図ることは重要であり、その実現に向けて引き続き努力する必要がある」と報告しています。

第２の要因は、タバコ会社からの圧力です。

タバコ会社による反社会的な圧力と隠ぺい工作を描いたアメリカ映画『インサイダー』（マイケル・マン監督、アル・パチーノ、ラッセル・クロウ主演）は、現実の話でした。

「ライト」「スリム」「ミント」などのブランド戦略でタバコの営業を行っていますが、健康への害は同じです。

第３の要因は、喫煙者の行動変容の難しさです。

市民教育に加えて、禁煙外来などの禁煙サポートの増進が重要です。

「喫煙は、ニコチン依存症という疾患である」という理解が前提となります。

公共の場には、分煙ではなく、全面禁煙ルールを導入することが重要です。国内のほとんどの空港やカフェ、レストランは分煙を導入していますが、欧米諸国並みに全面禁煙を導入することが望まれます。そのためには、禁煙サポートを充実させることが先決です。

タバコによる病気で、世界で年間約800万人が死亡しています。このまま喫煙率が下がらなければ、2030年までに年間1000万人以上の死者が出ると予測されています。死者の多くは発展途上国の人々です。

しかし最近、期待できる動きがありました。世界の喫煙者の3分の1が住む中国が、公共の場での喫煙を禁止したことです。官僚も勤務中は禁煙です。期待したい動きです。

2 タバコの健康脅威

〈インドネシアとタバコ〉

2017年3月、インドネシア大学に招聘《しょうへい》された私は、初めてインドネシアを訪問しました。インドネシア大学医学部の先生方に、身体診察法の教え方を伝授するためでした。

イスラム教国であるインドネシアでは、ほとんどの人はお酒を飲みません。しかし、多くの男性がタバコを吸っているのを見かけました。

インドネシア男性の喫煙率は70パーセントを超えており、世界一と言われています。

しかし、インドネシア政府は、タバコの生産量を今後も増加させる方針を示しました。

インドネシアはすでに世界第4位の喫煙者数に達しています。そして、10年以内に喫煙者数世界第1位になると予想されていたときに、この方針が発表されたのでした。

実は、このインドネシア政府の動きは、世界的なタバコ会社の激しい商業主義的競争原理がもたらした出来事でした。1990年以降、世界の大手タバコ会社は、M&A（企業同士の合併吸収）を繰り広げて巨大多国籍企業となってゆきました。市場価値では、フィリップモリスとブリティッシュアメリカンタバコが二大巨頭です。


〈アジアの新興タバコ会社〉

そのような状況の中、乱入会社が多数出てきました。アジア各国政府が部分的に指揮経営をしているアジアの新興タバコ会社です。これらの会社は、政府のバックアップも受けながら、グローバリゼーションのシステムをうまく利用して世界に進出しています。

その中で、市場価値世界第3位に躍り出ているのが、JT（日本たばこ産業）の国際部門を担うJTI（Japan Tobacco International）です。JTIは1999年に設置され、すでにRJレイノルズやレームツマ、ギャラハーなどを買収して巨大多国籍企業となりました。日本に続いて、韓国やタイ、台湾、中国のタバコ会社が多国籍企業となって拡大路線に参戦しています。

1980年代まで、アジア各国のタバコ会社は、専売公社の立場でほぼ独占的に国内のシェアを確保していました。そこでアメリカの貿易代表やWTO（世界貿易機関）が市場の開放を求めてきました。

その結果、市場を開放したアジア各国のタバコ会社のマーケットシェアは縮小しました。そこで出てきた戦略が、海外マーケットだったのです。

いち早く民営化に成功したJTと韓国のKT&Gは、アジアだけでなくヨーロッパや中東などにもマーケットを拡大させています。

また、最近注目されているのが、中国国営タバコ会社です。主に国内需要の段階ですが、この会社はすでに世界のタバコの約3分の1を生産しています。中国内外で工場建設ラッシュに入っています。

〈多国籍タバコ会社による健康被害〉

このような多国籍タバコ会社のバトルロイヤル状態で、世界の人々の健康状態はどうなるのでしょうか。

まず、激しい市場競争原理主義によって、マーケットは拡大します。すでに、年間約800万人もの人間を死に至らしめているタバコが、さらに拡大生産されるのです。多くの人が早く死ぬことになります。

タバコ会社の収益から得られる税金によって、各国政府は目先の利益を過大評価します。

タバコ会社のロビー活動は巧妙です。先に紹介した映画『インサイダー』は、アメリカの某タバコ会社がタバコの害を隠していたことが会社の内部通告者によって暴露《ばくろ》された事件を映画化したものでした。この事件で、タバコ会社は、莫大な賠償金を患者グループに支払いました。

〈タバコ会社との戦い〉

巨大化するタバコ会社が人々に病気をもたらしている状況の中で、私たちは何をすべきでしょうか。

人々の健康を守るべき医療やメディアに関わる人々は、結束してこの市場原理主義的多国籍タバコ企業の活動に対抗すべきでしょう。

世界銀行が昔から指摘しているように、タバコ会社の収益増大は、結果的に国々で経済的損失をもたらします。そのことを、各国の総理大臣や財務大臣、主要な政治家は理解すべきです。

タバコによる病気の健康保険支出と、病気になった人の生産活動の喪失を合わせると、地球上のGDPの約2パーセントもの損失になります。この莫大な経済損失被害の40パーセントは、新興国が受けています。喫煙率が高いためです。

しかも、多国籍タバコ会社は、新興国の安い労働力を求めて工場をどんどん建設しています。労働力を安く使って、その労働者にタバコを吸わせて早死にさせているのです。

私たちは、日本のタバコ会社が世界の人々の健康を損なう巨大多国籍企業になっていることを理解して、政治家や官僚を動かし、その会社の活動を押さえ込むべきでしょう。

3 タバコの規制

〈タバコ規制の世界的進展〉

東京都は2018年、受動喫煙防止条例案を可決し、従業員を雇っている飲食店内を面積にかかわらず原則禁煙としました。オリンピックを控えていた東京では、この条例の趣旨に賛同する意見が多かったことで可決しました。

しかし、東京都の条例は、国際的な常識と比較すれば、まだまだゆるい規制です。

2018年は、国際的にみても、タバコ規制が飛躍的に進展した年でした。北京の鉄道当局は、鉄道の施設内および列車内を完全禁煙にすることを決定しました。これは、乗客が受動喫煙の健康被害を受けたとのことで、鉄道会社を訴えたことがきっかけでした。一部の駅周辺や列車内に喫煙スペースをもつ日本でも、タバコフリーをめざしてほしいと思います。

一方、オーストラリアは、タバコのパッケージの表示に健康情報を表示させ、かつタバコブランドのロゴを禁止するルールを世界に先駆けて導入していました。

これに対して、主要な葉タバコ生産輸出国であるキューバ、ドミニカ、インドネシアなどがWTO（世界貿易機関）に訴えていましたが、2018年、WTOはオーストラリア政府の規制は妥当とする決定を下しました。

さらには、WHO（世界保健機関）のタバコ規制枠組み条約（FCTC）も、2018年に、違法なタバコの貿易取引を完全禁止するプロトコールを発表しています。

日本のタバコ規制は、まだまだ甘い内容です。パッケージにはブランドのロゴが散りばめられています。オーストラリア並みのプレーンパッケージにしてほしいものです。

〈増え続ける喫煙者とタバコによる健康被害〉

タバコ規制は世界的に進展していますが、1990年以降、世界の人々の喫煙率は低下傾向であるものの、人口増もあって喫煙者の総数は増えています。

世界の全死亡者の約10パーセントは、タバコが原因です。

タバコが原因となって起こる病気には、がん、心筋梗塞、脳梗塞、肺気腫《はいきしゅ》などがあります。低所得国や中所得国では、人々の高齢化の影響も加わって、タバコによる病気での死亡や健康被害を合わせた疾病負担は増えてゆくものとみられています。

様々な国でタバコ規制が成功している一方で、いくつかの国ではあまり成功していません。その理由は、タバコ産業の強力な活動です。オーストラリアでのタバコパッケージ規制では、タバコ産業は敗れたものの、他の国では、タバコ規制を骨抜きにする活動を進展させています。

〈タバコ規制での医師の役割〉

これまで医療機関に勤務する医師は、病気の原因となる危険因子に対する治療を積極的に行っていました。高血圧に対する血圧コントロール、糖尿病に対する血糖コントロール、脂質異常に対するスタチン薬の投与などです。

ところが、喫煙に対するニコチン依存症の治療は十分ではなく、禁煙外来などの特別な部門で細々と行われているのが実状です。

最近、イギリスの内科学会は、現場の医師が喫煙への治療介入をもっと行うべきとする素晴らしい提案をしました。医療機関に受診する患者が喫煙者であると判明したときには、ニコチン依存症治療を積極的に行うべきというのです。

イギリスの内科学会のレポートは、現場の医師や医療機関に対して、ニコチン依存症への強い介入を勧めています。すなわち、ニコチン依存症の患者を見つけて治療するのは、がん患者を見つけて治療することに匹敵するとしているのです。ニコチン依存症を放置して治療しないのは、がんを放置して治療しないことと同じであるとも言っています。

これは、真に国民のためになる提案だと思います。日本の学会でも、このような提案をしてほしいものです。

4 電子タバコに手を出すな

〈タバコが世界に広まった理由〉

私は、自分の外来の中で禁煙外来診療も行っています。

禁煙外来をあえて行う理由は、その価値が高いからです。

タバコは、がんや動脈硬化症、慢性閉塞性肺疾患《まんせいへいそくせいはいしっかん》などの最大かつ最強の原因です。

禁煙外来で禁煙を成功させる価値は、がん患者を治癒させるのと同じ程度の価値があるという試算を、医療経済学者が算出しているほどです。

これほど身体に悪いタバコが、なぜここまで世界中に普及したのでしょうか。

それは、ニコチンの強力な依存効果とタバコ会社による宣伝広告です。

実際、1950年代のアメリカでは、「健康のために医師もタバコを吸っています」といった広告がタバコ会社から発信されていました。

ちょうどその頃、沖縄では、米軍が配給として沖縄の人々にタバコをただで配っていました。「健康によいタバコを吸いましょう」との宣伝もあり、沖縄の人々の多くがタバコを吸い始めたのです。

タバコを吸い始めると、急速にニコチン依存症となります。数十年後に多くの人が慢性閉塞性肺疾患や肺がん、心筋梗塞を発症しています。タバコが身体に悪いことが確かなエビデンスとして明らかになった現在でも、この状況が続いています。


〈タバコより安全と言われた電子タバコ〉


数年前より、この業界に新たな状況が展開し始めています。

それは電子タバコ市場の急速な拡大です。アメリカとヨーロッパで始まり、日本は遅れて導入しましたが、かなりの勢いで普及してきています。

電子タバコは、電力による熱でリキッドを気化して吸い込む商品です。

1950年代に聞かれたような宣伝文句が再び復活しています。

それは、「電子タバコはタバコより健康的であり、タバコをやめるのにも役に立つ」という電子タバコ会社のキャンペーンです。しかも様々なフレーバーを添加して、10代や20代の若年層をターゲットにしています。

しかし、電子タバコがタバコより健康であるというエビデンスはありません。

2019年に入ると、若者の間で奇妙な肺の病気が見られるようになりました。そのほとんどが電子タバコを吸っている若い人たちです。咳と呼吸困難を発症し、胸のX線写真では、左右の両方の肺に陰影を認める病気です。

電子タバコのリキッドには様々な成分が含まれているので、原因となる物質が完全に特定されたわけではありませんが、電子タバコが原因となっていることは明らかです。

〈電子タバコに手を出すな！〉

電子タバコが原因となった肺の病気は、2020年末までで、全米で1000人以上の患者が報告され、そのうち20人以上が死亡しています。

亡くなった患者の肺の病理を調べた研究によると、毒物吸入による化学性肺炎様所見が主体です。しかし、様々なタイプの肺障害が確認されており、複数の原因物質が関与していると考えられています。

原因物質として疑われているものには、リキッドに添加されているビタミンEだけでなく、アメリカで合法的に使用が広がっている大麻《たいま》、すなわちマリファナの成分であるテトラハイドロカナビノールなども挙がっています。アメリカでは、電子タバコの装置を使ってマリファナを吸っている若者が増えているからです。

もともと電子タバコは中国で開発されたものであり、中国製のリキッドがかなり出回っています。リキッドに含まれる不純物が原因の可能性もあります。

いずれにしても、電子タバコは危険です。アメリカのいくつかの州で電子タバコを禁止する動きが見られる中で、米食品衛生局は、フレーバー入りの電子タバコを禁止すると発表しました。また、インドは電子タバコを全面的に禁止すると決定しました。

「電子タバコに手を出すな!」

これが私からのメッセージです。

■コラム：世界の喫煙事情

［喫煙率と喫煙者の違い］

世界的に禁煙活動が進展しているにもかかわらず、タバコによる健康被害は依然として大きな問題であり、タバコ対策の重要性が示されています。

まず、喫煙率と喫煙者数についてです。禁煙キャンペーンの努力により、1990年から2020年までの期間に、世界の喫煙率は27・8パーセントから22・3パーセントに減少しました。

しかし、世界人口は増加していることから、実際の喫煙者数は増加しています。2022年には、世界中で約11億人の喫煙者が存在していました。

日本では、2019年の喫煙率は、男性が27・1パーセント、女性が7・6パーセントで、男女合わせて16・7パーセントでした。男性の喫煙率は1995年以降、20歳から60歳代にかけて減少傾向が続いています。女性も2004年以降、緩やかな減少傾向を示しています。

ただし、加熱式タバコの利用が増加しており、2019年時点で日本の全人口の11パーセントが加熱式タバコを使用していると推定されており、ニコチン依存症の人々の増加が再び懸念されています。

【喫煙による死亡】

喫煙の健康への影響は非常に深刻で、喫煙に関連する疾患によって多くの命が失われています。以下は、喫煙に関連する主な健康問題についての最新のデータです。

（1）死亡率

死亡の10人に1人以上が喫煙に関連した原因によるものです。主な喫煙関連の死因には、虚血性心疾患《きょけつせいしんしっかん》、慢性閉塞性肺疾患《まんせいへいそくせいはいしっかん》、脳卒中、肺がんなどが含まれています。

（2）健康への影響

喫煙は、生活習慣病全体による死亡の6人に1人を占めています。２０１９年には、喫煙によって約2億人の人々の1年分の健康的な生活が喪失したと換算されています。これは、疾患の重症度を考慮に入れた指標を使用して評価されています。

（3）経済への影響

喫煙に関連する疾患への直接的な医療費と、喫煙による障害や死亡による間接的なコストは、世界全体で1・4兆ドル以上に上ります。これは、タバコ産業による収益を上回る額です。

(4) 未来の見通し

現在の喫煙パターンが変わらなければ、21世紀の終わりまでに、20世紀全体と比較して10倍の人々が喫煙によって死亡すると予測されています。したがって、喫煙対策は、健康被害の削減と将来の世代の健康のためにきわめて重要です。

【禁煙のススメは喫煙者全員にあてはまる】

喫煙の健康被害を減少させるためには、禁煙を奨励し、タバコ対策の効果的な政策を導入することが重要です。以下は、禁煙を促進するためのいくつかの効果的なアプローチです。

(1) タバコ税の増加

タバコ税を引き上げることは、喫煙率を減少させる有効な方法です。高い税金はタバコ製品の価格を上昇させ、若者や低所得者の禁煙を奨励します。また、税収は健康ケアや禁煙プログラムへの資金として利用できます。

（2）警告ラベルと規制

タバコ製品には健康への警告ラベルを表示し、喫煙の危険性を周知させることが重要です。また、タバコ広告の規制や禁止も喫煙防止に寄与します。

（3）禁煙プログラム

禁煙をサポートするプログラムやリソースを提供することが大切です。喫煙者には、禁煙補助薬や心理的サポートを提供し、禁煙の成功率を高めます。

（4）教育と啓発

喫煙の健康被害についての教育と啓発活動を実施し、若者や一般の人々にタバコの危険性を認識させる必要があります。

（5）タバコ産業への影響

タバコ産業への影響を最小限に抑えつつ、農家への支援やタバコ以外の農産物への転換を奨励するインセンティブを提供することが大切です。

禁煙政策の導入と継続的な取り組みは、喫煙率を低下させ、健康被害を減少させる鍵です。地域や国ごとに最適な戦略を策定し、タバコ対策を推進することが重要です。

第6章

お酒

1 お酒と健康

〈大量の酒は毒〉

「酒は百薬の長」とも言われています。赤ワインは、南フランスなどの地中海周辺国の人々の健康の源とされています。ポリフェノールに加えて、最近ではレスベラトロールという成分がエイジングを抑制すると言われています。ただし、臨床試験ではまだレスベラトロールの効果は確認されていません。

しかし、飲み過ぎは禁物です。長年の大量飲酒は、肝臓や膵臓《すいぞう》、そして脳や神経をも壊します（図2）。肝硬変、慢性膵炎《まんせいすいえん》、脳萎縮、末梢神経障害などの病気です。長期の大量飲酒は、発がんのリスクもあります。部位別では、大腸、乳（女性）、口腔《こうくう》、咽頭《いんとう》、喉頭《こうとう》、肝臓、食道のがんです。胃、膵臓、肺、胆嚢《たんのう》がんなどのリスクも示唆されています。

また、たった1日の大量飲酒も危険です。急性アルコール中毒で誤嚥性肺炎《ごえんせいはいえん》になり、呼吸中枢の抑制で呼吸停止に至ることがあります。大学のサークルやコンパなどで大量に一気飲みをするのは非常に危険です。

飲酒が引き起こす病気

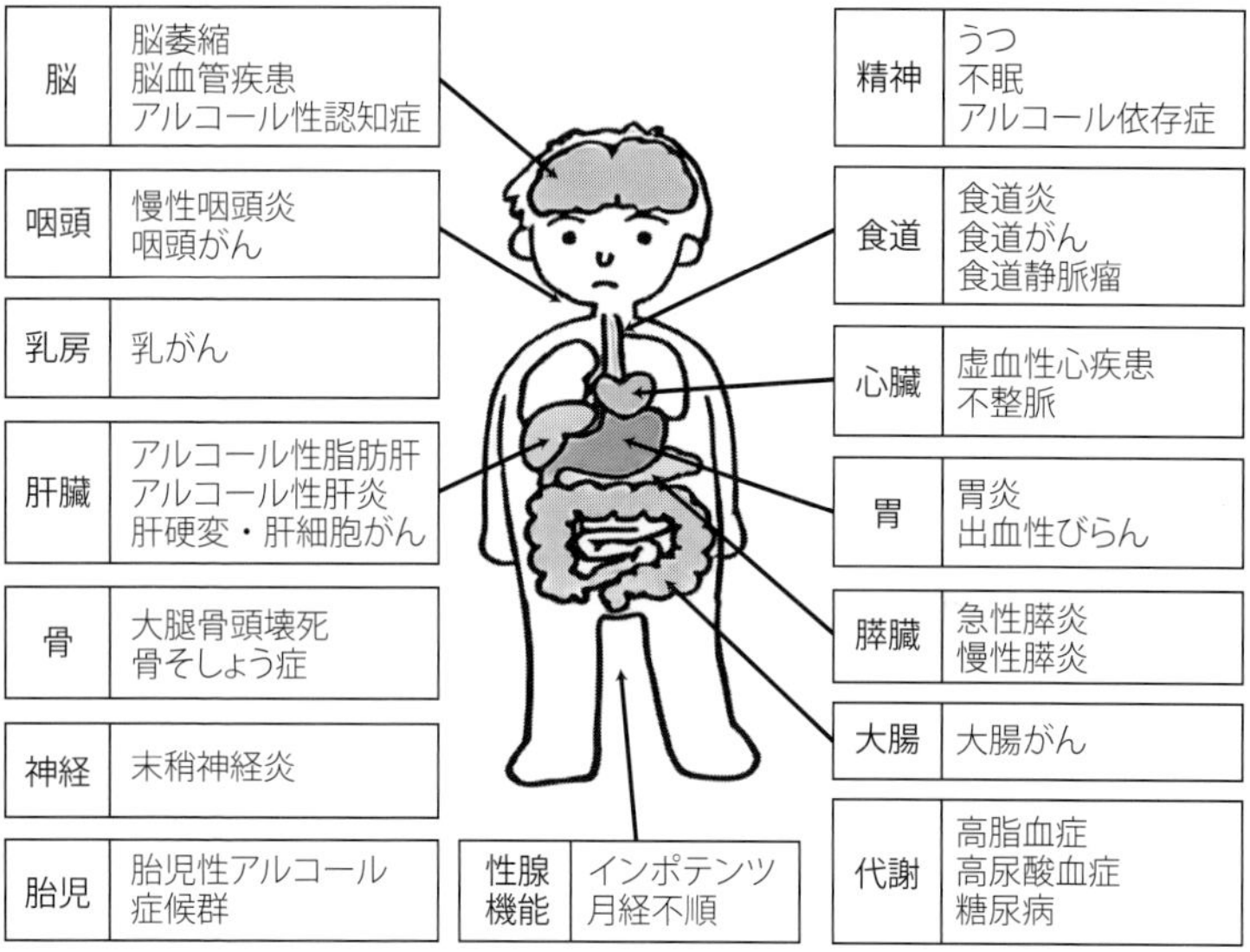

（北九州市政だより）

図 2

飲酒運転は自損もありますが、他人をひき殺してしまうリスクもあるので、社会的悪です。

また、運転していなくても、転倒による外傷や駅のホームから線路への転落による人身事故など、飲酒をすると外傷性死亡のリスクが高まります。

また、大量飲酒は、健康に有害な他の習慣とリンクする危険もあります。

日本では、お酒を飲みながらタバコを吸う人が多いですね。タバコを吸う人と一緒にお酒を飲んでいると、受動喫煙することになります。

〈健康的飲酒量の目安〉

では、どの程度の飲酒量ならよいのでしょうか?

まず、お酒が飲めない人は無理して飲む必要はありません。もともと分解酵素をもたない人は、基本的に飲酒はできません。また、少しの飲酒で顔が真っ赤に紅潮する東洋人は、食道がんのリスクが高いとも言われています。

飲酒量の目安として、摂取した純アルコール量(エタノール)による基準が使用されています。エタノール量(グラム数)を用いて、各国で1ドリンクという標準単位の使用が推奨され、日本では10グラム＝1ドリンクとされています。オーストラリアやニュージーランドも日本と同じグラム数を用いていますが、アメリカは14グラム＝1ドリンクです。

従来のガイドラインでは、女性では1日1ドリンクまで、男性では1～2ドリンクまでが推奨されていました。1ドリンクは、ビール・発泡酒（5パーセント）で250mL、チュウハイ（7パーセント）で180mL、焼酎（25パーセント）で50mL、日本酒（15パーセント）で80mL（0・5合）、ウィスキー・ジンなど（40パーセント）で30mL（シングル1杯）、ワイン（12パーセント）で100mLに相当します。

〈男女で違う健康的飲酒量〉

飲酒量と病気に関する以前の疫学研究は、J字型の曲線を示していました（図3）。つまり、飲酒量ゼロよりは軽度の飲酒のほうが健康によいが、それ以上の飲酒量であれば、飲酒量ゼロの人よりリスクが高くなるというものです。具体的には、心不全などの心臓病や脳血管障害、糖尿病などに加え、総死亡リスクもJ字型を示していました。

しかしながら、飲酒量と健康リスクを考えるときに重要なことは、喫煙の影響です。

飲酒と疾病の旧J字型曲線

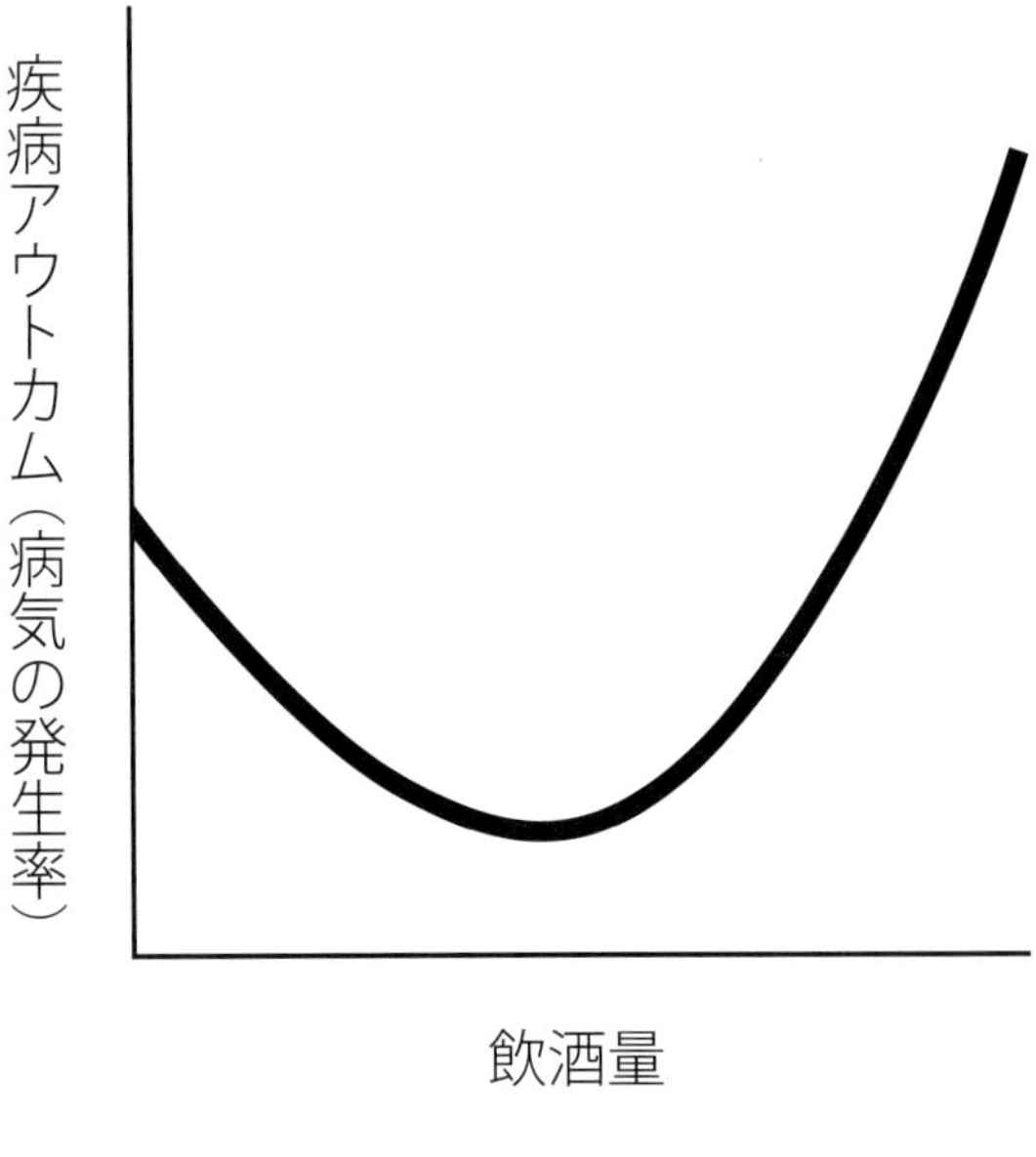

図3

飲酒者は非飲酒者と比べて喫煙の割合が多く、がんのリスク増大は喫煙の影響がかなり大きいので、疫学的な結果の評価も困難となっています。

そこで最近、がんのリスクに焦点を当てたアメリカの研究が発表されました。

その結果は、非喫煙の男性では、1日2ドリンクまでの軽度飲酒の場合、がんのリスクは高くならないという結果を示しました。一方、女性では、1日1ドリンクまでの軽度飲酒であっても、乳がんのリスクが高まるという結果を示しています。

この結果を踏まえると、乳がんの家族歴がある女性は、乳がんになるリスクが高いので、飲酒は控えることをお勧めします。

2 二日酔い予防の最新医学

〈二日酔い〉

友人や同僚とお酒を飲むパーティーは楽しいですね。「飲みニケーション」と言われるように、お酒はコミュニケーションを円滑にする効果をもたらします。しかし一方で、飲み過ぎると急性アルコール中毒の恐れがあり、中等度の量でも二日酔いのリスクがあります。

お酒を飲んだことのある人は、二日酔いの不快な気分を経験したことがあるでしょう。大量に飲んだ翌朝に起こる頭痛、吐き気、めまい、口渇感、脱力感、倦怠感、動悸などの症状です。個人差はありますが、飲む量が多ければ多いほど、二日酔いのリスクは高まります。長いと24時間程度も続くこともあります。

確実に言えることは、お酒を飲まなければ二日酔いにはならないということです。しかし、社会的な付き合いで飲みたいという人も多いでしょう。また、お酒が好きで飲みたいという人もいるでしょう。

そういう方のために、二日酔いを防ぐための工夫についてご紹介します。


〈二日酔いの予防法〉

二日酔いのもっとも有効な予防法は、飲む量を少なくすることです。エタノール量に換算して、女性や高齢者では1日あたり10グラムまで、男性では20グラムまでがよいでしょう。ただし、少量でも飲むと顔が紅潮する人は、アルコールの代謝物であるアセトアルデヒドを分解する酵素をもっていないので、お酒は飲まないほうがよいでしょう。

また、二日酔いになりやすいお酒の種類があります。ウイスキーやウォッカなどの色のついたお酒です。

お酒をつくるときに発生する副産物や添加物が含まれていると、二日酔いを起こしやすくなります。ウイスキーでは、バーボンウイスキーのリスクが高く、ビールでは、濃いビールのほうが薄いビールより二日酔いのリスクが高いようです。

さらに、空腹時はアルコールの吸収速度が速くなるので、二日酔いになりやすくなります。空腹でお酒を飲むことは避けましょう。お酒は利尿作用があるために、水分とともに、大切なミネラルやビタミンも喪失させます。ミネラルでは、カリウムやマグネシウムが失われやすいです。ビタミンでは、ビタミンB群などの水溶性ビタミンが失われやすくなり、脂溶性ビタミンではビタミンAが失われやすくなります。

〈二日酔いを予防する食材〉

お酒を飲む際には、ミネラルやビタミンを豊富に含むものを前もって摂取しておきましょう。飲酒の前に、軽くでもよいので、野菜、果物、魚介類、ナッツ、豆類などを口にすることをお勧めします。

特にアスパラガスがお勧めです。アスパラガスはビタミンB群や亜鉛を豊富に含んでいて、二日酔いの予防効果が示唆されています。お店で飲むときは、アスパラガスを含むものを最初のメニューとして頼んでおくとよいでしょう。

バナナはカリウムを豊富に含むので、これもよいチョイスです。さらに、アボカドもカリウムが豊富ですので、よいと言われています。

肉類も二日酔い予防にはよいですが、胆汁酸を分泌《ぶんぴつ》させる作用が強いので、長期的には大腸がんのリスクが高まります。特に加工肉を日常的に食べていると、大腸がんのリスクが高くなります。

お酒を飲む際は、連続しておかわりするのではなく、グラス1杯の水とお酒を交互に飲むとよいでしょう。脱水の予防にもなります。お酒を頼む際には、冷たい水とアスパラガス、バナナ、アボカドをセットで頼んでおくことをお勧めします。

残念ながら二日酔いになってしまったら、水分とミネラルを摂取してください。冷たい水とアスパラガス、バナナ、アボカドです。

頭が痛くても、アセトアミノフェンの服用は避けたほうがよいと思います。アルコールとアセトアミノフェンを同時に飲むと、肝臓障害が出やすいからです。

3 アルコール依存症の合併症・その1

〈多いアルコール依存症〉

料理と一緒に仲間で頂く適度のお酒は、コミュニケーションを円滑にしてくれますので、社会性を高めます。また、普段の緊張をほぐし、ストレスを軽減します。

しかし、大量の飲酒を長期間続けていると、アルコール依存症の危険性が高くなります。

日本人の成人では、約5パーセントがアルコール依存症の疑いがあるといわれています。男性では約7パーセント、女性では約2パーセントです。アメリカ人の成人でのアルコール依存症は約15パーセントですので、日本人は比較的に少ないとされています。

しかし近年、若年女性や高齢男性でのアルコール依存症患者が増えていることが問題になっています。また、地域によってアルコール依存症が増えているところがあります。

沖縄での救急搬送患者のうち、かなりの割合でアルコール関連の病気の人がいることが社会問題となっています。大量の飲酒は、様々な病気を引き起こすのです。

〈アルコール性ケトアシドーシス〉

長期の大量のアルコール摂取は、アルコール性ケトアシドーシスという病気を起こします。糖質やタンパク質を含む通常の食事を取らないやせた飲酒者によくみられます。毎日、朝から飲酒して、食事を取らない生活がもっとも危険です。また、糖質とタンパク質の制限をして、脂肪はたくさん取るようなケトン体ダイエットをしながら、大量飲酒を続ける場合も、起こしやすくなります。

アルコール性ケトアシドーシスの典型的な症状は、吐き気、嘔吐、腹痛です。食あたりなどの急性胃腸炎の症状に似ています。長期間、大量の飲酒をしていることを医師に話さないと、アルコール性ケトアシドーシスの診断が見逃される可能性があります。

アルコール性ケトアシドーシスは、通常の血液検査ではわかりません。

血液と尿中のケトン体という代謝産物が増えますが、通常のケトン体検査では引っかからないことがあるからです。その理由は、通常のケトン体検査はアセト酢酸《さくさん》を検出するものであり、アルコール性ケトアシドーシスでは、ケトン体のうちベータヒドロキシ酪酸《らくさん》が増えるからです。

ベータヒドロキシ酪酸を直接測定しないと、病院でも、アルコール性ケトアシドーシスが見逃される可能性があるのです。一方で、血液ガス検査では、原因不明の血液のアシドーシスとされ、間違った診断や治療が行われることもあります。

長期間の大量飲酒をしていることを医師に話すことは大切です。

〈アルコールによる低リン血症〉

アルコール依存症の患者さんは、よく血液中のリンの濃度が下がります。

原因は主に2つあります。

1つは、リンの経口摂取が下がることです。リンを多く含む食物には、肉類、魚類、ナッツ類、豆類そして乳製品などです。アルコール依存症の患者さんでは、これらの食品を取ることが少なくなるため、リンの経口摂取量が下がります。

もう1つの原因は、リンの尿中への排泄が増えることです。機序としては、アルコールによる腎臓の尿細管障害《にょうさいかんしょうがい》などが挙げられます。

リンは、身体のエネルギー代謝で重要な役割を果たしています。エネルギーを貯蔵する重要な分子にATP（アデノシン三リン酸）があり、その分子の中でリン酸が結合することによって蓄えられています。リンが不足するとATPも不足しますので、エネルギーの供給が妨げられます。そのため、全身の筋力低下などをきたします。

アルコール依存症の患者で低リン血症があると、横紋筋融解症《おうもんきんゆうかいしょう》が起こることがあります。これは、筋肉の崩壊が起きる現象です。ひどい筋肉痛や血尿などをきたします。アルコール依存症でなければ、低リン血症があっても横紋筋融解症を起こすことはほとんどありません。

4 アルコール依存症の合併症・その2

〈低マグネシウム血症〉

アルコール依存症の約3分の1の人に、低マグネシウム血症がみられます。マグネシウムも、リンと同じようにとても大切な電解質です。

低マグネシウム血症は、血液中に溶けているマグネシウムの濃度が低く、これによって様々な症状が引き起こされます。筋肉の痙攣《けいれん》や脱力、心臓の不整脈などです。不整脈によって死亡することもあります。

低マグネシウム血症が起きる原因は様々です。

1つは、アルコール依存症の患者さんでは、マグネシウムを多く含む食事の摂取量が少ないことです。マグネシウムは、緑黄色野菜やナッツ類、肉類などに多く含まれます。

2つ目は、アルコール依存症の患者さんは、マグネシウムの吸収能力が弱くなっていることです。アルコール依存症になると膵臓《すいぞう》が弱くなり、脂肪の吸収が落ちるため、腸内にある脂肪がマグネシウムと結合して吸収されにくくなります。

3つ目は、腎臓からマグネシウムが排泄されやすくなることです。アルコールによる腎臓の尿細管障害が起きるため、腎臓からマグネシウムの排泄量が増えてしまいます。アルコール依存症の患者さんは、血液中のリンの濃度も下がりますが、それによってマグネシウムの腎臓での排泄が高まってしまうのです。


〈マグネシウムとカルシウムの関係〉

アルコール依存症患者での低マグネシウム血症では、血液中のカルシウム濃度も下がってしまうことがあります。その機序は、低マグネシウム血症で副甲状腺ホルモンの分《ぶん》泌《ぴつ》が下がる、または副甲状腺ホルモンの骨の作用が弱まる、などです。

そのような患者さんでは、カルシウムを補充してもなかなか血液中のカルシウムの濃度が上がらないことがあります。このとき、マグネシウムを補充すると、カルシウムが上がって正常化してくることがよくあります。

アルコール依存症の患者さんが入院する際は、ブドウ糖入りの輸液を点滴されることが多いです。ブドウ糖を点滴することによって、インスリンの分泌が刺激され、マグネシウムが細胞内に移動するために、マグネシウムの濃度が下がるということがよく見られます。

このことから、アルコール依存症の患者さんにブドウ糖を点滴する際には、必ずマグネシウムも十分に補充します。

また、アルコール依存症の患者さんの血液中のカルシウム濃度が上がらない原因には、ビタミンD欠乏症があります。膵臓が弱くなるために脂肪の吸収が落ちるため、脂溶性ビタミンであるビタミンDの吸収も落ちるのです。

また、アルコール依存症の患者さんは、昼間、外で日光を浴びることが少なくなるため、活性型ビタミンDの合成が減ってしまいます。

5 飲酒で脳が萎縮する可能性

〈J字型曲線の落とし穴〉

「お酒は脳を不健康にする」

そんな研究結果が、イギリスのオックスフォード大学から出ました。適量でも長期間継続して飲酒していた人は、まったく飲まない人やほぼ飲まない人に比べて、脳に異常が出てくることがわかったのです。

記憶を司《つかさど》る海馬《かいば》という脳の大切な部位が、飲酒量に相関して萎縮していたのです。すなわち、お酒を飲めば飲むほど、記憶力が低下するリスクが高くなります。

飲酒と健康についての昔の疫学研究は、J字型曲線を示していました（図3、114ページ）。

アルコールの消費量を横軸にし、健康の度合いを縦軸にしたグラフです。縦軸を心筋梗塞と脳梗塞にすると、適量の飲酒者は、まったく飲まない人に比べて、それらの病気になりにくいという結果が示されていました。そのグラフの形がJ字型だったのです。

しかしながら、これらの研究には落とし穴がありました。原因と結果が逆転していた

飲酒と疾病の新しい直線

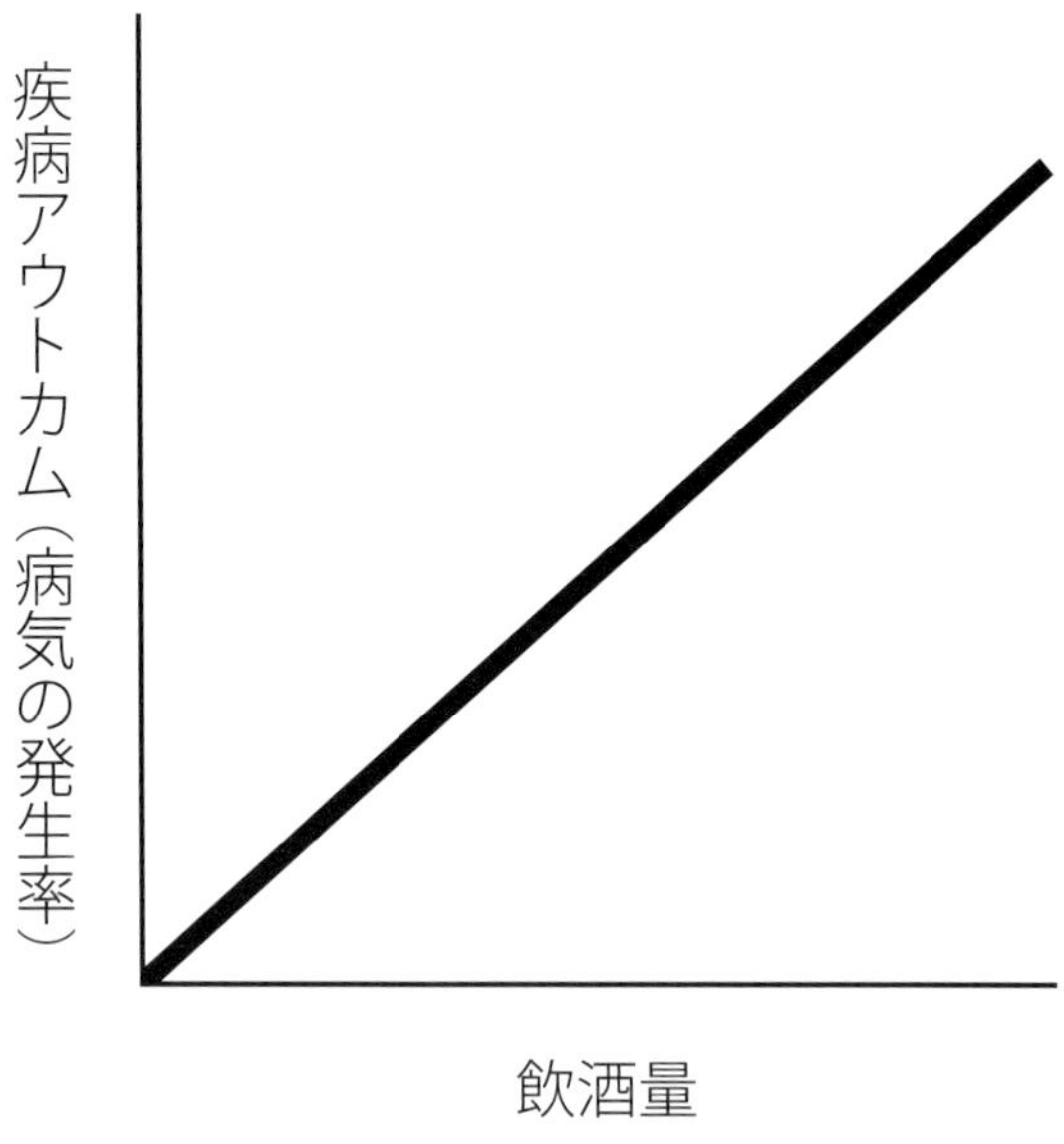

図4

のです。体力が弱って病気になる人は、お酒も飲めなくなります。そのような人々も含めてグラフにすると、もともと病気の人が非飲酒者群に含まれてしまうことになります。

このような原因と結果が逆転してしまう現象を取り除いて分析してみると、J字型の形は消失し、正の相関を示す直線となったのです（図4）。

すなわち、少量の飲酒でも心筋梗塞や脳梗塞になりやすくなるということが判明しました。お酒は、クモ膜下出血や脳出血のリスクでもあります。

〈アルコールは発がん物質〉

心臓血管系の病気だけではありません。

WHO（世界保健機関）の外部組織であるJARC（国際がん研究機関）は、アルコールをグループ1（確実な）発がん物質とみなしています。

グループ1には、タバコやアスベスト、ヒ素、マスタードガスなども含まれています。アルコールは、発がんリスクの高いこれらの物質と同じグループとみなされているのです。

飲酒とがんとの関係も正の相関があります。少量のお酒も、まったく飲まない人と比べるとがんのリスクが高まります。特に体質的にがんになりやすい人は要注意です。乳がん、咽頭《いんとう》がん、口腔《こうくう》がん、食道がん、肝がん、膵《すい》がんなどです。乳がんの家系のある女性は、飲酒は控えた方がよいと思います。

〈飲酒は脳の機能も低下させる〉

飲酒と脳の健康に関しても、以前は、少量の酒は脳によいとされていたのです。認知症についてもそのように言われていました。

そこで出てきたのが、イギリスの研究結果です。この研究対象はお役所の労働者550人でした。真面目な人たちなので、30年間もきちんとデータを残し、検査も受けていました。

そして、30年経った結果が公表されたのです。まったく飲まない人または1週間に6ユニットまでの飲酒者に比べて、1週間に7から21ユニットの飲酒者では、海馬が萎縮するリスクが3倍になっていました。

また、適量の飲酒でも、脳の白質の構造が破綻していました。そして実際に、1週間14ユニット以上の飲酒者では、語彙力や高次脳機能が低下していました。

1ユニットはアルコール10グラムに相当します。アルコール5パーセントで350mLの缶ビールなら1缶あたり1・75ユニットとなり、4缶で7ユニットです。750mL入りのワイン（13・5パーセント）は約10ユニット、175mLのグラスワインでは約3杯分で7ユニットです。ウイスキー（40パーセント）で25mL、焼酎（25パーセント）で40mL、日本酒（15パーセント）で67mLが1ユニットです。

〈脳を萎縮させない飲み方〉

脳を萎縮させたくない場合、飲酒は1日1ユニット未満または1週間に6ユニットまでに制限した方がよいことになります。1週間に、350mLのビールなら3缶まで、グラスワインなら2杯まで、ウイスキーなら150mLまで、焼酎なら240mLまで、日本酒なら400mLまでとなります。

臨床的にも、アルコール依存症は認知症の強い危険因子です。

若年性認知症の10パーセントは、アルコール関連の脳障害が原因と言われています。また、施設に入所中の認知症患者の20パーセントも、アルコール関連の脳障害をもっていると推定されています。

認知症の原因の多くはアルツハイマー病と脳血管障害ですが、多くのケースでアルコールはこれら病態に追加的に寄与しているものと考えられています。
そして、長期の大量飲酒者は、それだけで認知症のリスクが高いことになります。

6 飲酒とがん

〈アルコールは発がん物質〉

2017年11月、米国臨床腫瘍学会が「アルコールは発がん物質である」と述べて飲酒を見直すよう提言しました。アルコールに発がん作用があることは、30年ほど前から発がん物質についての研究を行っている権威ある国際機関が報告しています。その国際機関は、アルコールを「人間に対する確実な発がん物質」と認定しています。

しかし、この事実は、多くの医学会からほとんど無視されていました。そのため、一般の人々がその事実を知ることはあまりなかったのです。

米国臨床腫瘍学会の提言は画期的なもので、欧米の多くのメディアはこのことを取り上げましたが、日本のメディアではほとんど取り上げられませんでした。

アルコールが原因の1つであることが医学的に判明しているがんは多数あります。口腔《こうくう》がん、咽頭《いんとう》がん、食道がん、大腸がん、肝がん、乳がんです。さらに、長期の大量飲酒者がタバコを吸うと、発がんのリスクはかなり高まります。

〈アルコールと食道がん〉

アルコールによる発がんでは、特に体内でアルコールが直接接触する臓器で発がんのリスクが高まることがわかっています。たとえば、推奨量上限の3倍の飲酒を続けていると、食道がんの発症リスクは8倍になります。アルコール度数の高いお酒ほどリスクが高くなります。

沖縄県は、もともと食道がんが多いことが知られています。泡盛がよく飲まれていたことも関係していると思われます。食道がんの5年生存率は10パーセント未満ですので、節酒が大切になります。水を混ぜてアルコール濃度を下げるのもよいでしょう。

ちなみに私は、お酒の席では、できるだけ濃度の低いビールを選ぶようにしています。付き合いで泡盛を飲むときには、マイルド泡盛を選び、氷水で泡盛と水が3対7となるように薄めて飲むようにしています。

〈アルコールががんをきたす機序〉

アルコールががんをきたす機序として、その代謝物であるアセトアルデヒドの作用が疑われています。

日本人は、アセトアルデヒドを分解する酵素の活性が弱い人がいますが、そのような人は食道がんなどのリスクが高くなっています。お酒を飲んだら顔がすぐに赤くなる人は要注意です。また、そのような人にお酒を無理に勧めてはいけません。

アルコールは溶媒でもあるので、質のよくない酒類では、飲みやすさを高めるために、味をよくする物質が加えられているものもあるようです。そのような物質には発がん作用をもつものもあると疑われています。

アイルランドでは、お酒の販売の最低価格を法律で制定しました。ギネスビール500mLの価格は、最低でも1・66ユーロ（日本円で280円）となりました。アイルランドは飲酒による健康被害が深刻だったので、このようなルールが導入されたのです。

沖縄県の男性では、肝疾患の死亡率が高くなっています。泡盛にも最低価格制度を導入する必要があるかもしれません。

第7章

がんの予防

1 がんとの対決

〈世界のがん〉

がんによる死亡者数は年々増えていて、2030年までには、毎年3000万人もの人々ががんで死亡すると考えられています。

がんによる死亡が増えている原因は、生活習慣と高齢化です。

最大の要因は喫煙です。タバコは肺がんの最大の危険因子です。2019年の1年間で世界の200万人以上の人々が肺がんで亡くなりました。

喫煙は、乳がん、大腸がん、食道がん、膵臓《すいぞう》がん、膀胱《ぼうこう》がんなど、ほとんどのがんのリスクを高めます。

次に大きな要因は、動物性脂肪、特に赤身の肉の取りすぎです。赤身の肉を普段から食べていると、大腸がんのリスクを高めます。また、加工食品に含まれている発がん物質も無視できません。ソーセージやハム、スパムなどの常食はお勧めできません。

そして飲酒。大腸や食道、肝臓などのがんのリスクが高まります。

〈感染症としてのがん〉

がんは病原体で起こるものもあります。まず、ウイルス。肝炎ウイルスによる慢性ウイルス性肝炎や肝硬変から肝臓がんが発生することがあります。特にB型肝炎ウイルスが問題です。B型肝炎ウイルス感染はワクチンで予防できます。性行為で感染するので、複数のパートナーがいる人には予防接種を勧めます。

発がんウイルスとして最近注目されているのは、ヒトパピローマウイルスです。扁平《へんぺい》上皮《じょうひ》がんの原因となります。子宮頸《しきゅうけい》がんや陰茎《いんけい》がん、咽頭《いんとう》がん、喉頭《こうとう》がんなどの頭頸部《とうけいぶ》がんなどです。

子宮頸がんを起こすヒトパピローマウイルスに対してはワクチンが開発されており、世界的に接種が実施されています。日本ではワクチンの安全性に対する懸念からあまり普及していませんが、希望者は接種可能です。

胃がんの重要な要因にピロリ菌があります。胃潰瘍や十二指腸潰瘍などの原因にもなります。

ピロリ菌に感染している人のうち、ほんの一部の人のみ胃がんを発症します。現在の医学では、胃潰瘍や十二指腸潰瘍などを発症した人に対して、抗菌薬内服による除菌治療が勧められています。

その他、HTLV1というリンパ球に感染するウイルスは、成人T細胞白血病の原因となりますが、発症率は低いです。

〈がん予防のためにできること〉

がんによる死亡を防ぐためには、がんにならない生活習慣を日頃から実践することが大切です。

肺がん予防には禁煙、食道がんと肝がんの予防には節酒、大腸がん予防には動物性脂肪を控えることと、適正体重の維持です。

発がん物質を含む加工食品の常食は避けましょう。

野菜と果物をよく食べる人は、がんにかかりにくいことがわかっています。

感染症で起こるがんの予防には、ワクチンが有効です。B型肝炎ウイルスワクチン、ヒトパピローマウイルスワクチンなどの接種がお勧めです。潰瘍にかかったことのある人でピロリ菌感染があれば、ピロリ菌の除菌のための薬を服用しましょう。

ただし、すべてのがんを予防できるわけではありません。症状がなくて元気でも、中年以降になったら、有効性エビデンスの証明されたがん検診の受診をお勧めします。大腸がん、乳がん、子宮がんなどの検診にはエビデンスがあります。

もちろん、がんを疑う症状があれば、医療機関への早期の受診が大切です。原因不明の出血、寝汗、体重減少、痛み、リンパ節腫張《せつしゅちょう》などはがんが疑われますので、早めにかかりつけ医に相談しましょう。

2 肥満とがんのリスク

〈減量でがんリスクが下がる〉

肥満に対する減量手術で、がん死亡が低下する可能性があります。米国医師会雑誌の2022年6月3日号に掲載された研究では、約3万人のデータを分析した結果、それが真実であることが示唆されています。

主な減量手術としては、胃のバイパス手術または胃の縮小手術が使われました。3万人のうち、減量手術を受けた約5000人と、手術を受けていない対照群約2万500

0人を対象としたこの研究において、肥満手術は肥満に関連するがんの発症リスクを0・68倍に低下させていました。それらのがんに関連する死亡リスクも0・52倍に低下させていました。

肥満に関連するがんは多数あります。食道腺《せん》がん、腎《じん》細胞がん、閉経後《へいけいご》乳《にゅう》がん、両側卵巣摘出術後乳がん、胃噴門《ふんもん》部がん、結腸直腸がん、肝臓がん、胆嚢《たんのう》がん、膵臓《すいぞう》がん、卵巣がん、子宮体がん、甲状腺がん、多発性骨髄腫《たはつせいこつずいしゅ》です。

このうち、肥満でリスクが高まる代表的ながんは、子宮体がんです。この研究データによると、もっともリスクが低下したのが子宮体がんでした。肥満改善がリスクを下げたと考えられています。

〈増えている大腸がん〉

なぜ肥満でがんのリスクが高まるのかは、完全には解明されていません。

有力な説としては、過剰な脂肪細胞が慢性炎症をきたしていること、性ホルモンやアディポカインと呼ばれる脂肪細胞から分泌《ぶんぴつ》される炎症促進物質の放出が増えること、肥満で起きるインスリン分泌刺激に伴う体細胞のインスリン抵抗性を誘発することなどがあります。

脂肪は単なる皮下にある余分なクッションではなく、がん化にも関連しています。肥満でリスクが高まるがんには、大腸がんも含まれます。

最近10年間のデータを見ると、大腸がんの発生トレンドに異常事態が見られます。先進国における40代以下の若年層で、大腸がんが増えているのです。

アメリカ人では、1950年代に生まれた人々に比べて、1990年代に生まれた人々の大腸がんの発生率が約4倍に増加しています。

若年層での大腸がんの増加傾向は、カナダ、デンマーク、アイルランド、ニュージーランド、ノルウェー、イギリスなどの多くの先進国でも認められています。オーストラリアでは、20代の人々の大腸がんの発生率が毎年約10パーセントも増加しています。これは単一種類のがんの異常な増加と言えます。

〈大腸がん予防のために勧めたいこと〉

これまで証明されている大腸がんの危険因子から、先進国の若年層で大腸がんが増えている主な理由は、肥満、加工肉食、飲酒、喫煙の増加、および食物繊維不足と運動不足が考えられています。

筆頭の要因はやはり肥満です。肥満の予防が大切ですので、減量を勧めます。

加工肉食も重要な要因とされています。ポークランチョンミート、ソーセージ、ハム、ハンバーグなどが含まれます。

子どもの頃から加工肉をたくさん食べる習慣を身につけてしまうことは問題です。

沖縄観光で人気のあるスパムおにぎりなどのスパム料理も、たまに食べるのはよいですが、毎週食べていると発がんリスクが心配されます。

実際、高脂肪で低食物繊維の食事を短期間でも続けると、大腸粘膜に炎症と細胞の増殖をもたらすことがわかっています。大腸がんの前駆徴候《ぜんくちょうこう》であるこのような病理現象は、わずか2週間以内の高脂肪低繊維食でも起こることがわかっています。

普段から食物繊維を多く取り、適正体重を保つようにしましょう。

❸大腸がん検診は何歳からどの検査を受けるべきか

〈大腸がんスクリーニング検査の王道〉

大腸がんの早期発見と予防のためには、スクリーニング検査が非常に重要です。大腸内視鏡検査は、大腸のポリープや異常を観察し、必要に応じて除去できる効果的な方法です。それ以外のスクリーニングオプションも含めて、以下、簡単に説明します。

（1）大腸内視鏡検査（コロノスコピー）

柔軟な管《くだ》を用いて直腸と大腸の内部を観察し、ポリープや異常な組織を見つけて除去します。この検査はもっとも効果的で、早期発見と予防に役立ちます。

（2）フィットネス検査

大腸内での微小な出血を検出するための便潜血検査です。便のサンプルを提供し、潜血が検出された場合、追加の検査が必要となります。

（3）CTコロノスコピー

CT（コンピュータ断層撮影）を使用して大腸の内部を詳細にスキャンします。内視鏡検査より侵襲が少なく、異常を検出するのに役立ちます。ただし、異常が見つかった場合、内視鏡検査が追加で行われることがあります。

(4) カプセル内視鏡

小さなカプセルにカメラが内蔵されており、患者がカプセルを飲み込んで大腸内部の映像を撮影します。この方法は非侵襲的であり、内部の状態を視覚化するのに役立ちますが、わが国ではまだあまり普及していません。異常が見つかった場合、内視鏡検査が必要となることがあります。

これらの検査方法は、早期に大腸がんを発見し、治療の成功率を高めるのに役立ちます。スクリーニングは特に50歳以上の成人に推奨されており、家族歴や他のリスク要因に応じて検査の頻度やタイミングが異なることがあります。

〈異常が見られる場合は医療機関を受診〉

大腸がんスクリーニングのための検体検査には、血液、尿、または便検査があります。検体を提出するだけで済むので、手軽で侵襲性が低くなっています。

しかし、異常値が出た場合には、大腸内視鏡検査の必要があります。内視鏡のみがポリープ除去を行うことができます。

検診では、大腸がんの平均的なリスクの人々を対象にしているので、高リスク者は必ず担当医に相談してください。平均的なリスクとは、大腸がん、大腸の腺腫性《せんしゅせい》ポリープ、または炎症性腸疾患の既往がない人々です。また、大腸がん関連の家族歴がないことも大事です。

スクリーニング検査は、原則として症状のない人が対象です。血便があるなどの有症状者は、スクリーニングではなく診断検査となるので、検診センターではなく医療機関を受診してください。

毎日血便が出るような人は、がん以外の原因も考慮に入れた早めの検査が必要なので、直ちに医療機関を受診してください。

〈大腸がん検診を受けるべき年齢〉

米国内科学会の提言に従い、平均的なリスクの成人における大腸がんのスクリーニングに関する情報を整理してみましょう。

(1) スクリーニング開始年齢

米国内科学会は、大腸がんのスクリーニングを通常、50歳から開始することを推奨しています。この年齢からスクリーニングを受けることが一般的に適しています。

(2) スクリーニング方法

大腸がんのスクリーニングには、主に便潜血検査と大腸内視鏡検査の2つの方法があります。

(3) 便潜血検査

便中の微細な血液を検出し、異常がある場合は大腸内視鏡検査などの追加検査を検討するためのスクリーニング方法です。スクリーニング間隔は、通常2年ごとです。

(4) 大腸内視鏡検査

医師が大腸内部を直接観察し、ポリープなどの異常を検出した際は、必要に応じて取り除くことができるスクリーニング方法です。スクリーニング間隔は、通常10年ごとです。

(5) スクリーニングの頻度

大腸内視鏡検査を選択した場合、通常は10年ごとに受診することが推奨されます。生涯で最低3回の内視鏡検査を受けることが目安です。

(6) 症状の有無

スクリーニングは通常、症状のない成人に行われます。血便などの症状がある場合は、診断検査が必要であり、スクリーニングではなく診断の対象となります。

大腸がんのスクリーニングは、早期発見と治療のために非常に重要です。それぞれの健康状態やリスク要因に応じて、医師と相談して最適なスクリーニングプランを立てることをお勧めします。

4 自己診察によるがんの早期発見

〈身体所見は体の異変を示すアラーム〉

身体の異常は、ときに身体所見として表れ、病気の兆候として重要な情報を提供します。以下は、55歳の男性のケースです。

この男性の症状は息切れであり、病歴から外来診療で検診が行われました。

彼は若い頃からタバコを積極的に吸っていたということで、健康的なライフスタイルを維持しようとしていました。しかし、約5年前から息切れが発生し、それが段々と悪化して受診することになりました。

私は、症状から慢性閉塞性肺疾患《まんせいへいそくせいはいしっかん》（COPD）という診断を下しました。

COPDは、肺の気管支に炎症が生じ、気管支が狭くなり、肺胞内に空気が滞留し、肺の組織が破壊される疾患です。主な原因は、長期間の喫煙です。

この病気は、心肺機能が優れていると思われる人にも影響を及ぼす可能性があり、長年のタバコが肺に深刻な損傷をもたらすことを示しています。

このケースでは、身体所見を通じてCOPDという深刻な肺疾患を発見し、早期の診断と治療につながりました。タバコの摂取と健康問題の関連性についての意識を高め、予防と早期発見が重要であることを示唆しています。

〈タバコの多面的リスクに注意〉

COPDの患者の肺の顕微鏡所見は、肺気腫《はいきしゅ》です。気管支の奥にある肺胞は、ぶどうの房《ふさ》のような微細な組織で、長期間の喫煙によってこれが破壊されるのです。肺気腫は

ＣＯＰＤの主要な病態であり、肺組織の破壊と肺機能の低下を引き起こします。説明してゆくと、患者さんはタバコをやめることに同意してくれました。

タバコをやめることは、ＣＯＰＤの進行を遅らせるために非常に重要です。ただし、1度破壊された肺胞は再生されないため、正常な肺組織に戻ることはありません。まだ50代であり、タバコを吸わなければランニングもできる年齢ですが、ＣＯＰＤが進行すると、日常生活すら制約される可能性があります。

タバコの影響は肺だけにとどまらず、発がん性も高まります。タバコをやめた後でも、数年間は発がんのリスクが高まるため、がんの初期症状について定期的に注意深く診察する必要があります。さらに、動脈硬化症のリスクも増加します。脳梗塞、心筋梗塞、閉塞性動脈硬化症などが含まれます。

喫煙をやめることがもっとも効果的な対策です。

〈ばち指に注意〉

「ばち指」（指先が太鼓のバチのように丸く膨《ふく》らんでいる状態）は、肺がんの可能性を示唆する重要な身体所見の1つであることがあります。

実際、ばち指によって早期に肺がんが発見され、治療に成功するケースがあります。
また、不思議なことに、肺がんの治療後、ばち指も徐々に改善することがあるのです。
がんは全身の組織に遠隔的な影響を及ぼすことがあり、ばち指の改善はその一例です。
がんを発症した喫煙者がタバコをやめても、それまで喫煙を続けていたことにより、別のがんが発症するリスクが高まります。したがって、タバコをやめた後も、約15年間は特に注意が必要です。その後は、がんの発症リスクが一般の同年齢の人々と同程度になります。

喫煙者は、自身の指の爪を注意深くチェックすべきであり、ばち指が見られる場合、かかりつけ医を受診し、肺の検査を検討するべきです。

肺がんの早期発見は治療の成功につながりますので、肺がん検診を受けることが大切です。

自己診察も有効な方法の1つですので、身体の変化に敏感になることは健康にとって重要です。

5 アスベストによる発がん

〈アスベストとがん〉

私が学生時代に学んだ科目の中に、保健医学がありました。そのとき、初めてアスベストという発がん性鉱物のことを知りました。肺がんや悪性中皮腫《あくせいちゅうひしゅ》を起こす危険な物質です。じん肺や肺線維症《はいせんいしょう》をきたすこともあります。

耐熱性、保湿性、絶縁性に優れたアスベストは、当初、建設や自動車での耐熱材、絶縁材などに使用されていました。

しかし、1940年代以降、ドイツなどから健康被害が報告されるようになり、1960年代以降はアメリカの大手アスベスト会社に対する多数の訴訟が起きて、アスベストが一般に使用されることはほとんどなくなりました。

アスベストが原因となる肺がんや悪性中皮腫は、何十年も経ってから発症します。アメリカの映画俳優スティーブ・マックイーンは、若い頃、船員でした。当時、アスベストに曝露《ばくろ》していたため、何十年も後になって肺がんを発症し、死亡しました。

〈基地労働でのアスベスト曝露〉

しかし、その後も、沖縄の米軍基地内の建築物には、大量のアスベストが使用されていました。私は、1988年に医学部を卒業し、沖縄県立中部病院に約15年間勤務していましたが、肺がんが異常に多いことを医師の多くが認識していました。

戦後の沖縄では、米軍基地からタバコ配給があり、男性のほとんどが喫煙者でした。しかもその頃は、「タバコは健康によいので、健康増進のためにタバコを吸いましょう」という、びっくりするようなタバコ会社の宣伝もあったのです。

沖縄に肺がんが多いのはタバコの吸い過ぎかと思っていましたが、悪性中皮腫というがんも多かったので、「何かおかしい。沖縄の人々が特別な環境でアスベストに曝露していたのではないか」と思うようになりました。

そして2014年、28人の日本人基地労働者が、やっと日本政府からアスベストによる健康被害の認定を受けることができました。ただし、その時点ですでに12人は死亡していました。これは、氷山の一角と考えられています。

〈肺がん死亡の多い沖縄〉

全国の都道府県の中で、沖縄は肺がん死亡者が多いことが知られています。配給されたタバコによってニコチン依存症となり、肺がんを発症した人が多いとは思います。しかしながら、アスベストが原因となったケースもかなりあると思います。

タバコとアスベストの発がん作用には、相乗効果があることが知られています。両方の曝露を受けた人は、肺がんになるリスクがかなり高くなるのです。

中には、米軍基地が配給したタバコを吸い、米軍基地内でアスベストに曝露することで肺がんになった病歴をもつ患者さんがいました。米軍基地が存在したために発症したがんです。

沖縄だけではありません。神奈川や山口などでも同様のリスクがあると思います。

悪性中皮腫はもちろんのこと、肺がんや肺線維症の患者さんで、米軍基地内で建設や工事などの労働を経験したことがあれば、アスベスト曝露が原因の1つとなった可能性がないかどうか、主治医と相談することをお勧めします。

第8章

生活と病気

1 風邪を引きやすい習慣とは

〈風邪は万病のもと〉

「風邪は万病のもと」と言われています。

鼻水、喉の痛み、咳。これが風邪の三大症状です。このうち2つ以上あれば、風邪の可能性は高くなります。

しかし、鼻水だけ、喉の痛みだけ、咳だけのときには、風邪以外の病気のことがあります。鼻水だけのときは副鼻腔炎《ふくびくうえん》、喉の痛みだけのときは咽頭炎《いんとうえん》かもしれません、咳だけのときは気管支炎かもしれません。

風邪と思っていたら、実は重篤な病気であったということがときにあります。

咳、黄色痰《たん》、呼吸困難では肺炎を考えます。

咳が2週間以上続くときは、まれに結核のこともあります。

喉の痛みが強いときには、急性喉頭蓋炎《こうとうがいえん》や扁桃周囲膿瘍《へんとうしゅういのうよう》、咽後膿瘍《いんごのうよう》などのことがあります。これらは命にかかわる重大な病気です。

しかし、風邪も侮れません。風邪をこじらせて肺炎になることがあります。

厳密には、風邪とインフルエンザは区別していますが、インフルエンザにかかった後に、細菌による肺炎が起こることはよく知られています。ブドウ球菌による肺炎が有名ですが、最近では肺炎球菌による肺炎が多いです。

また、体力が低下している高齢者や、慢性臓器障害のある人が風邪にかかると、もともと障害されている臓器の急性増悪を起こすことがあります。心臓病では心不全、腎臓《じんぞう》病では高カリウム血症による不整脈、肝硬変では肝性脳症《かんせいのうしょう》などです。いずれも命を落とす危険があります。

〈風邪に抗菌薬（抗生物質）は効かない〉

風邪にかかって医療機関を受診したとき、「念のため」と処方される抗菌薬（抗生物質）を内服することも問題です。風邪はウイルス性ですので、抗菌薬は効きません。また、抗菌薬には様々な副作用があります。アレルギー、皮疹《ひしん》、下痢、発熱、肝機能障害などです。重症の場合には、死亡することもあります。

風邪にかかると、仕事や学業に影響が出ます。私の知り合いのある医学生は、医師国家試験の前日から風邪を引いたために、試験に不合格となりました。1年間浪人した後、無事に合格しましたが、この間はとてもつらかったと思います。

〈風邪を引きやすい人の生活習慣〉

２０１８年に、40代から70代までの約４万人の日本人男女を調査した研究が発表されました。その目的は、風邪を引きやすい人に共通の生活習慣を調べるというものです。

これだけの規模の研究はこれまでになかったもので、ビッグデータ研究と言えます。

その結果、肥満、運動不足、睡眠不足、大量飲酒、お菓子をよく食べることなどの生活習慣が、風邪を引きやすい人に共通していたことがわかりました。

太っている人が風邪を引きやすいのは、糖尿病や呼吸器のリスクが高いことが関係していると思います。糖尿病では白血球の機能が下がります。

睡眠不足は、免疫機能を弱くします。睡眠不足になると、リンパ球のうち、ウイルスと戦うナチュラルキラー細胞の機能が落ちることがわかっています。太っている人では、睡眠時無呼吸症候群のリスクが高くなり、睡眠の質が落ちるため、睡眠不足と同じ状態になります。

大量飲酒でも睡眠の質が低下します。それによって免疫の機能が下がります。

アルコールは、特にレム睡眠を抑える作用が強いので、脳の働きも低下させます。

お菓子には、砂糖がたくさん含まれています。現在のエビデンスに基づく栄養学では、砂糖は栄養素とみなされていません。砂糖が風邪を引きやすい状態と関連する原因は不明ですが、身体によくない砂糖を控えるのは風邪の予防にもよいと思います。

2 熱中症予防

〈熱中症にならないために〉


夏の季節、海水浴やプールでの水遊びは、子どもたちの最高の楽しみですね。

沖縄では、ビーチパーティー（ビーチサイドでのバーベキュー）が子どもだけでなく大人にも人気です。好きな食材を焼いて食べ、よく冷えたビールや「さんぴん茶」が合います。

そんな楽しい夏ですが、医学的には心配なことがあります。熱中症です。

全国で毎年約5万人が熱中症で救急搬送されています。このうち搬送時にすでに死亡していたケースは59人、年間約1000人が重症でした。重症例では、入院後に死亡するケースもあります。

熱中症にならないためには、どうすればよいでしょうか。

まず、何よりも正しい知識を身につけることです。

そして、熱中症になりやすい高リスクの人に注意を向けることです。

高リスクの人とは、高齢者、３歳以下の乳幼児、アルコールや薬物依存症の人、昼間に屋外での作業をする人、そしてアスリートです。

高齢者は口渇感を覚《おぼ》える機能が弱くなっていますので、注意すべきです。

活動する場所によって、熱中症のリスクは異なります。郊外よりも都会のほうが、リスクが高くなります。ヒートアイランド現象が関係しているからです。

スポーツ競技の種類でも、リスクは異なります。アメリカンフットボールはヘルメットやジャージ、パッドなどを装着するために熱を保持しやすく、熱中症のリスクを高めます。武道では、防具を装備する剣道が高リスクとなります。

〈熱中症のリスクを高める病気と薬〉

また、様々な病気が熱中症のリスクを高めます。

たとえば、肥満の人は熱中症のリスクが高くなります。体脂肪や皮下脂肪に断熱効果があり、熱を保持するからです。

甲状腺《こうじょうせん》機《き》能《のう》亢進症《こうしんしょう》は、甲状腺ホルモンが過剰に分泌《ぶんぴつ》されるため、体内の熱産生が増え、熱中症になりやすくなります。

褐色細胞腫《かっしょくさいぼうしゅ》は、アドレナリンなどが過剰に分泌されるため、やはり熱産生が増え、熱中症にもなりやすくなります。

発汗機能が落ちる病気でも、熱中症のリスクは高まります。身体中における外分泌腺の分泌低下をきたすシェーグレン症候群でも発汗機能が落ちるので、熱中症のリスクが高くなります。

ある種の薬も、熱中症のリスクを高めます。

発汗を抑える作用のある抗コリン薬、抗ヒスタミン薬などです。

高血圧症などの患者さんに処方されることがある利尿剤もリスクを高めます。利尿剤で尿量が増え、脱水になりやすくなり、結果として熱中症にもなりやすくなります。

これらの薬を内服するのは高齢者に多いので、要注意です。

〈熱中症予防のポイント〉

では、熱中症予防のポイントは何でしょうか。

それは、高温環境に慣れることと適切な水分補給です。

運動部などの練習の夏期合宿では、徐々に慣らすようなメニューを採用すべきです。運動メニューには、様々なガイドラインを参考にするとよいでしょう。

熱中症の重症ケースは、熱射病です。熱射病の予防でもっとも重要なことは、軽い熱中症の症状が出たら、熱射病に進行する可能性があることを知ることです。これは、思いのほか急速に進行します。軽い熱中症の症状は警告とみなし、ただちに涼しいところで休憩させ、水分補給を行ってください。

軽い熱中症の症状には、熱疲労、筋けいれん、下肢浮腫《かしふしゅ》などがあります。

これらは、身体から発せられたSOSのサインとみなすべきであり、速やかに休息を取り、水分補給を行います。

熱疲労では、全身の血管が拡張して血圧が下がります。筋肉のけいれんは痛みを伴うもので、こむら返りに似ています。

意外なことに、運動選手でも、このような症状があっても無理をして練習や競技を継続してしまうことです。脚の浮腫は、長時間立ちっぱなしであったせいだと勘違いすることも多いようです。

体温上昇や意識レベルの低下は、熱射病の症状ですので、救急搬送を考慮すべきです。

〈湿度が高くても熱中症になる〉

熱射病に対しては、病院ではクーリングが行われます。

体温を下げるだけで軽快することが多いのですが、重症例では多臓器障害をきたすことがあります。その場合は、感染症や薬物中毒の可能性も考えながら治療を行います。

もう1つ大切なのは、「気温がそれほど高くないときでも、湿度が高ければ熱中症が起きやすい」ということです。湿度が高いと汗が蒸発しにくくなります。汗の蒸発は、熱を除去する重要なメカニズムの1つです。

夏の間は、気温だけでなく湿度にも注意し、夏休みを楽しい思い出にしましょう。

3 適切な水分摂取

〈必要な水分量〉

最新の研究によると、水分摂取について以前に推奨されていた1日2リットル（グラス8杯）の量は、実際には多すぎる可能性が示唆されています。

この研究は、23カ国の男女5604人を対象に行われ、体内で水分がどれだけ早く処理されるかを評価するために、重水素を含む水を飲ませる実験を行いました。

喉の渇きを感じるときに水分を取ることが適切であり、口渇《こうかつ》感がない場合にわざわざ水を摂取する必要はないとされています。身体の水分ニーズは個人によって異なり、一般的なガイドラインよりも低い場合もあります。この研究結果は、人々が個別の水分ニーズに合わせて水分摂取を調整すべきであることを示唆しています。

したがって、水分摂取については一律の基準ではなく、個人の喉の渇きや活動レベル、気温などに合わせて調整することが大切です。

適度な水分摂取は健康に重要ですが、過剰な水分摂取も問題となることがあるため、自分の身体の信号に注意を払いながら水分を取ることがよいでしょう。

〈画一的な推奨量はない〉

この研究結果からは、個人の水分摂取ニーズが異なることが明らかになりました。高温多湿の環境、高地、スポーツ選手、妊娠中や授乳中の女性、運動量の多い人などは、通常よりも多くの水分を必要とすることが示された一方で、多くの人は1日に約1・5〜1・8リットルの水分を必要とし、20代女性ではさらに少ない量でもよいことが示されました。

また、食品にも水分が含まれており、水分摂取は単に水を飲むだけでなく、食事からも補給されます。野菜や果物を食べることで、水分を効果的に摂取できる場合もあります。

〈水会社はスポンサー〉

2008年の米国腎臓学会誌で、専門家によって「水の量を増やすことが有益であるという明確な証拠はない」と結論されました。では、私たちが「十分な量の水を飲んでいない」という考え方はどこから来たのでしょうか。

それは、水を売っている会社から来たものです。彼らは「もっと水を飲もう！」という活動を通じて、飲水研究のスポンサーとなり、学会やセミナーを開催しています。ボルヴィック、エビアン、バドワなど小売用の水を製造している食品会社などがその一例です。

2012年の英国医学誌の調査によれば、スポーツドリンクを製造する企業が水分補給に関する科学的なマーケティングに貢献していることが明らかになりました。

日野原重明先生は、ペットボトルの水が自販機で販売されるようになってから、人々が必要以上に水分を取っていると警告していました。

4 骨の健康

〈体型は骨で決まる〉

高齢になると、体型が変化する人がいます。中でも、脊椎《せきつい》の圧迫骨折で脊椎が上下方向につぶれて身長が短くなることがあります。脊椎の圧迫骨折は、滑って尻もちをついたりすることがきっかけとなることも多いですが、骨粗鬆症《こつそしょうしょう》（骨のカルシウム密度が低下する状態）が原因となることがほとんどです。

身長が短くなるだけでなく、後弯《こうわん》あるいは亀背《きはい》と言って、亀の背中のように丸くなることがあります。背中がほぼ直角に折れ曲がっている方もいらっしゃいます。

見かけの問題だけではありません。亀背の人は肺の膨《ふく》らみが制限されますので、肺の機能が悪くなります。タバコを吸っていなくても、肺の機能が悪くなるのです。そのような人が肺炎にかかると重症になります。

また、亀背では、曲がった脊椎によって食道も前方に圧迫されますので、胃液が食道に逆流しやすくなり、食道炎をよく起こします。

胃液が逆流しやすくなると、誤嚥性肺炎《ごえんせいはいえん》にもなりやすくなるので、弱くなった肺には重大な併存症です。

骨粗鬆症の人が転倒することで怖いのは、大腿骨骨折《だいたいこつ》です。

人間が立位になるには、大腿骨が丈夫でなければなりません。大腿骨骨折で手術ができない人の多くは、車いすか寝たきりの生活になってしまいます。

大腿骨の骨折も、きっかけは転倒でも、原因は骨粗鬆症であることがほとんどです。

〈骨粗鬆症の予防〉

では、骨粗鬆症を予防するためには、どうすればよいでしょうか。

まず、骨のカルシウム密度を低下させる要因を取り除くために、禁煙をすることです。喫煙は骨粗鬆症を促進します。

次は、骨に悪い薬を避けることです。最近の研究で、SSRIとSNRIという抗うつ薬が骨粗鬆症を促進することがわかりました。SSRIは選択的セロトニン再取り込み阻害薬で、SNRIはセロトニン・ノルアドレナリン再取り込み阻害薬のことです。

これらの抗うつ薬を長期に服用すると、骨のカルシウム密度が下がりますので、短期間の使用にとどめることをお勧めします。

うつ病の治療には、認知行動療法という、薬を使わない治療法もありますので、かかりつけ医と相談するとよいでしょう。

また、PPIという胃や食道の薬も骨粗鬆症を促進します。PPIはプロトンポンプ阻害薬のことで、強力な胃酸分泌抑制作用をもっています。逆流性食道炎によく使用される薬ですが、やはり長期に服用すると副作用の心配が出てきます。

〈骨粗鬆症の進行を抑える薬剤〉

では、骨のカルシウム密度の低下を抑える薬はないのでしょうか。

有力な候補薬としては、カルシウム、ビタミンD、そしてビスフォスフォネートがあります。

しかし、最近の研究で、カルシウムまたはビタミンDの内服は、骨折のリスクを必ずしも下げないということがわかりました。カルシウムはサプリとして利用されることも多いと思いますが、副作用があります。胃腸症状、尿路結石、心筋梗塞のリスクが高まることなどです。サプリにもリスクがあるのです。

ビスフォスフォネートは、数年間など短期的なスパンでは効果はありますが、5~10年以上の効果は不明です。骨組織内に取り込まれるため、むしろ、顎《あご》の骨の壊死や非定型骨折（通常起きないような部位で骨折すること）が見られることもわかってきました。最近では、これまで継続していた内服を5~10年以内に1度終了すること（ドラッグホリデーと呼びます）が勧められているほどです。

〈若い頃に骨密度を上げておく〉

骨粗鬆症の予防には、若い頃に骨カルシウム密度のピークを上げておくことも重要です。

そのため、過度のダイエットはよくありません。過度に体重を落とすと、骨のカルシウム分や筋肉量も落ちてしまいます。

丈夫な骨をもつことは、一生の健康に関わります。ダイエットで脚を細くするのではなく、普段から階段を上るなど、サプリや薬に頼らずに足腰を鍛えることが老化予防によいのです。もちろん、血管にもよくないタバコはやめましょう。

5 ギャンブル依存症は病気

〈医師もかかるギャンブル依存症〉

私の先輩に、A医師という優秀な内科医がいました。医学知識が豊富で、患者さんのケアの質もよく、病院の職員からも慕われていました。

しかし、A医師にはギャンブル依存症がありました。ギャンブル依存症は、現代医学で認定されている立派な疾患です。

たとえ医師であっても、病気に負けることがあります。A医師は、仕事中に病院を抜け出して、パチンコやスロットなどの店によく出かけていたのです。

ある日、重要な病院業務がある時間帯にギャンブル店に出かけていたのが上司に見つかり、最終的には責任を取って病院を辞めました。

その後、配偶者とも離婚し、家族は離散してしまいました。ギャンブル依存症は、精神を荒廃させるだけでなく、その人の社会的・経済的状況も破壊します。

その後、A医師は、パチンコをしている最中に倒れて死亡しました。遺体解剖の結果、急性大動脈解離《きゅうせいだいどうみゃくかいり》でした。パチンコ店内での長期にわたる受動喫煙の影響で、動脈硬化が進行していたのです。

動脈硬化でボロボロになった大動脈を解離させた直接の原因も、ギャンブルだったと思います。パチンコやギャンブルで当たりを出したり、大きなハズレを出したりすると、交感神経が緊張してアドレナリンの濃度が上がります。アドレナリンは血圧を上昇させ、動脈硬化でボロボロになった大動脈を解離させるのです。

〈ギャンブル依存症になる要因――遺伝と環境〉

先進国の統計によると、100人に1人がギャンブル依存症で、100人に3人はギャンブル依存症の予備軍です。

ギャンブル依存症の危険因子には、遺伝的要因と環境的要因があります。

遺伝的要因には、脳内での神経伝達物質に対する反応性の違いなどがあります。

環境的要因には、社会的孤立、失業、経済的困難などがあります。多額の借金を抱えている人は、ギャンブル依存症のリスクが高くなり、それによってさらに借金が増えてゆく悪循環に陥ってしまうことがあります。

パチンコやスロットは、長期間にわたってやればやるほど負ける確率が高くなり、全財産を使い果たしてしまうケースもあるのです。

環境的要因には、ギャンブル産業の広告も含まれます。新聞や雑誌、ネット上の広告に惹かれてお店に足を運ぶ患者さんが多くいます。ギャンブル依存症の治療を専門に行う医師や研究者たちは、ギャンブル産業の広告は禁止すべきと考えています。子どもへの影響も考えると、スポーツ関連のスポンサーとなることも禁止すべきと思います。

〈ギャンブル依存症の治療〉

心療内科や精神科、総合診療科では、ギャンブル依存症の治療を行っているところもあります。

まず、認知行動療法は有効です。これは、主として臨床心理士が行うもので、心理カウンセリングを提供している医療機関で受けることができます。同じ悩みを抱える患者さんたちに向けて、集団で認知行動療法を提供しているところもあります。

また、薬物療法も有効です。よく使われる薬にナルトレクソンがあります。これは、アルコール依存症に対して使われる薬ですが、ギャンブル依存症にも効果があります。副作用が比較的少ない薬なので、重度のギャンブル依存症の患者さんに適応となります。

重度のギャンブル依存症の患者さんには、ギャンブル刺激のコントロールが必要です。具体的には、ギャンブル産業の広告が掲載されているメディアを見ないようにアドバイスします。さらに、本人の同意のうえで、家族の協力も得て、現金に対するアクセスを制限してもらうケースもあります。

このような治療を行うことによって4人中3人はギャンブル依存から脱出することが

可能になります。

6 体罰ではなく論理的な説明を

〈体罰に効果なし〉

子どもは、程度の差はあれ、みな未熟です。いたずらをする子もいます。親の言うことを聞かない子もいます。ときには悪いことをする子もいます。

そんなとき、皆さんはどうしますか。体罰を与えたほうがよいでしょうか。あるいは、きちんと説明をして、2度とやらないように話して聞かせるほうがよいでしょうか。

アメリカ最大の小児科医の団体は、これまでの研究結果から、体罰ではなく、きちんと説明をして聞かせるべきと推奨しています。

体罰は長期的な効果が乏しく、神経心理的にも有害であることが判明しています。

体罰だけでなく、言葉による罰も、ネガティブな結果となることが明らかになりました。言葉による罰とは、「おまえには生きている価値はない」「おまえは人間のクズだ」などといった、人格を否定する言葉の暴力です。これらの罰は、子どものいたずらや不

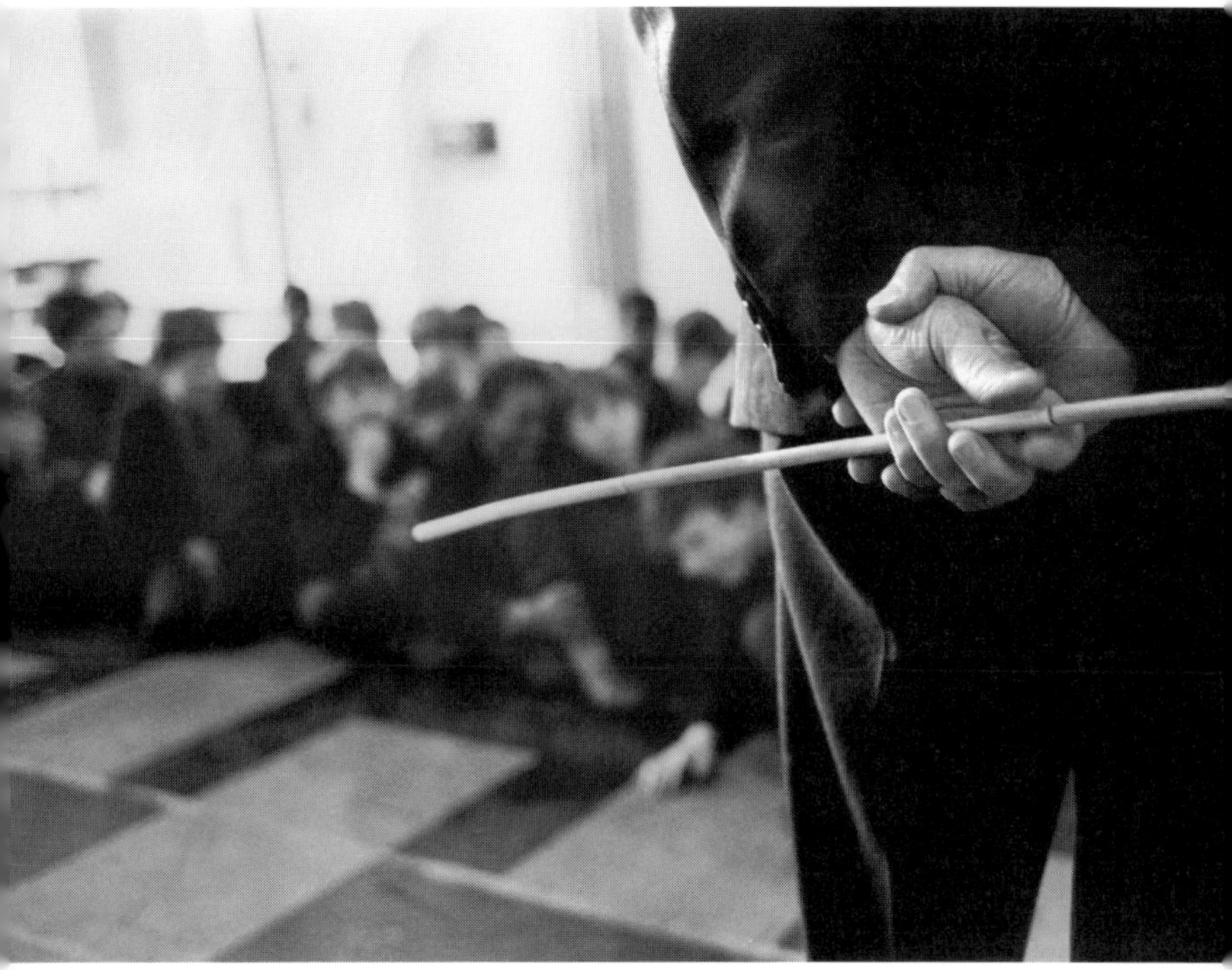

Photo/Getty Images

良、反社会的行為を減らす効果に乏しいことがわかったのです。

〈体罰が脳に与える影響〉

体罰や言葉による罰を受けた子どもの脳の発達を調べた研究があります。

それによると、罰を受けた子どもたちの大脳皮質は薄くなっていました。罰を受けると、過剰なストレス反応によって副腎皮質《ふくじんひしつ》ホルモンが血液中に大量に放出されることが、その原因と考えられています。

大脳皮質は、学習や記憶にとってとても大切ですので、体罰は学校の成績にもマイナスの影響を与える可能性があります。成績が伸びない子どもに体罰や言葉での罰を与えるのは、むしろ逆効果です。

それよりも、子どものやる気を促すために、コーチングなどによる動機づけ法がよいと思います。コーチングは、スポーツから派生した実践的スキルです。

プロのテニスプレーヤーやゴルフプレーヤーなどは、必ずコーチを雇っています。

プロのコーチは、スポーツ選手に体罰や暴力的な叱責を与えることはしません。日々の練習の中で、少しでも改善した点があればそこを褒《ほ》めます。改善していない点に関しては、コーチは選手と一緒に考えて、どのように改善すべきかを模索してゆくのです。

〈子どものしつけは論理的な説明で〉

では、子どものしつけはどのようにすればよいのでしょうか。

大切なことは、論理的な説明です。一生懸命、何度も繰り返し論理的な説明を行うのです。静かにすべき状況や場所で騒いだり暴れたりする子どもには、論理的にその理由を伝えて説明します。わかりやすく説明すれば、3歳の子どもでもわかります。

問答無用でいきなり体罰を与えたり、暴力的な叱責をしたりするのは、子どもの将来によくありません。脳の発達を阻害し、学習や記憶能力を低下させます。

心理的なトラウマが、将来の精神疾患のリスクを上げてしまいます。うつ病や不安神経症、摂食障害は、家庭内暴力と関係していることが示唆されています。

最近、特に都会でよく見られる風景として、子どもがよくないことをやったときでも、周りにいる他人がまったく関与しないことです。

もちろん、体罰や言葉による暴力をすべきではありません。でも、論理的な説明をしてあげることは、社会的に望ましいのです。そのような社会で育った子どもたちは、きっと賢く健康で性格のよい大人になると思います。

7 自動車によって引き起こされる疾患

〈ガソリン車による大気汚染〉

政府は、コロナウイルスとインフルエンザ、RSVなどのウイルス感染流行の同時発生によって、医療機関が混雑し、経済への影響が出ることを懸念しています。しかし、政府が見落としているもう1つの重要な要因が存在します。

それは、自動車による大気汚染です。ニュージーランドで2019年に公表された大気汚染に関する研究データによれば、2016年において、二酸化窒素の排出により、毎年2000人が早死し、2000人が心血管関連の入院が必要となり、さらに6500人が呼吸器関連の入院が必要となり、1万3200人が喘息を発症したと推定されました。二酸化窒素の主要な排出源は、ガソリン車の排気ガスです。

一方、PM2・5（微小粒子状物質）は、1300人の早死、2600人の心血管関連の入院、2000人の呼吸器疾患を引き起こしました。PM2・5の主要な排出源は、工場などです。

これらの影響を合計すると、人口全体で174万5000日に及ぶ活動制限日が生じたと推定されています。

ニュージーランドでは、国の総死亡者数の約11パーセントが大気汚染と直接関連した原因で亡くなっています。また、全体の死亡者数への影響に関して、二酸化窒素がPM2・5よりもはるかに高い影響をもっていることが判明しました。

さらに、呼吸器疾患の発症と入院の数についても、二酸化窒素の方が3倍近く高いことが示されました。これらの大気汚染物質は相関がありますが、二酸化窒素は単独でもっとも有害な影響をもっていることが示唆されています。

2019年に発表されたイギリスの研究によれば、2011年に生まれた子どもが生涯を通じて現在の大気汚染レベルにさらされた場合、その有害性を全人口に対して平均すると、最大で6カ月早く死亡する可能性が示されています。


〈自動車による大気汚染へ地域介入せよ〉

大気汚染に対抗するために、市民や自治体が地域に効果的かつ迅速に介入することが必要です。

ニュージーランドのサウスオークランドでは、地域コミュニティの主導で、自転車や電動自転車が安価または無料で提供され、公共交通機関に加えて自転車ネットワークも整備されています。この自転車ネットワークは、大気汚染への曝露《ばくろ》を減少させるだけでなく、低所得者、複数の仕事をもつ人、学生、子ども、高齢者、障がい者が地域内を移動する手段としても役立っています。

また、ロンドンでは、一部の地域に超低排気ガス地帯を導入しており、一定の排ガス基準を満たさない車両の指定区域への進入を制限しています。

さらに、スクール・ストリートと呼ばれる指定エリアでは、子どもたちを排気ガスから守るために、車両の進入が制限されています。

イギリスは、2030年までにガソリンとディーゼル車の新車販売を禁止する計画を進めています。

日本でも、車の多い地域でこうした取り組みを導入することで、健康の増進、呼吸器症状の予防、医療逼迫《ひっぱく》の回避に役立つでしょう。

第9章

環境

1 身体の中の大気汚染物質

〈大気汚染によって心血管系の病気も増える〉

自動車の排気ガスや産業廃棄ガスなどによる大気汚染は深刻な問題です。大きな道路の近くに住んでいる人ほど、様々な病気による死亡率が高くなるというデータも発表されました。それによると、呼吸器系の病気だけでなく、心血管系の病気による死亡も増えることがわかりました。

大気汚染ガスを吸入することによって、喘息や気管支炎などの呼吸器系の病気が引き起こされることは直感的にわかりますが、なぜ大気汚染が心血管系の病気を起こすのかは、明らかにはなりませんでした。

しかし、最近の研究によって、大気汚染物質がどのようにして体内に侵入してゆくかが解明され、大気汚染物質は肺から吸収されて血液中に取り込まれ、血管に沈着していたことがわかったのです。その研究は、ナノテクノロジーの技術によって行われました。ゴールドでできたナノ物質をボランティアの人々に吸入してもらったところ、15分以内には血液中に検出され、24時間以内には尿中にも確認されました。

また、その中の一部の人々では、3カ月後もまだその物質が尿中に排泄され続けていました。この研究でゴールドが使用されたのは、大気汚染物質を直接検出する技術がまだないからです。

続いての実験では、動脈硬化で詰まりかけた頸動脈《けいどうみゃく》の置換施術が行われる予定の患者にナノ粒子を吸入してもらうものでした。手術前日に4時間吸入してもらったところ、ゴールドを含む粒子が頸動脈の病変に集中して沈着していたことが見つかったのです。

〈小さい粒子が特に問題〉

このように、大気汚染物質の粒子が血管の壁に沈着することによって、心血管系の病気が引き起こされることが示されました。さらに、その粒子が壁に沈着することで、免疫細胞に指令を与えて炎症反応をきたし、動脈硬化を起こすと考えられています。

大気汚染物質の中でも、ナノ粒子は、ガソリン車よりもディーゼル車のほうが約50倍も多く排出されるので、この研究結果は、ディーゼル車の規制を進めてゆくうえで重要な意味をもちます。

大気汚染物質のうち、粒子のサイズが小さいものほど、血流に乗って血管の壁に沈着

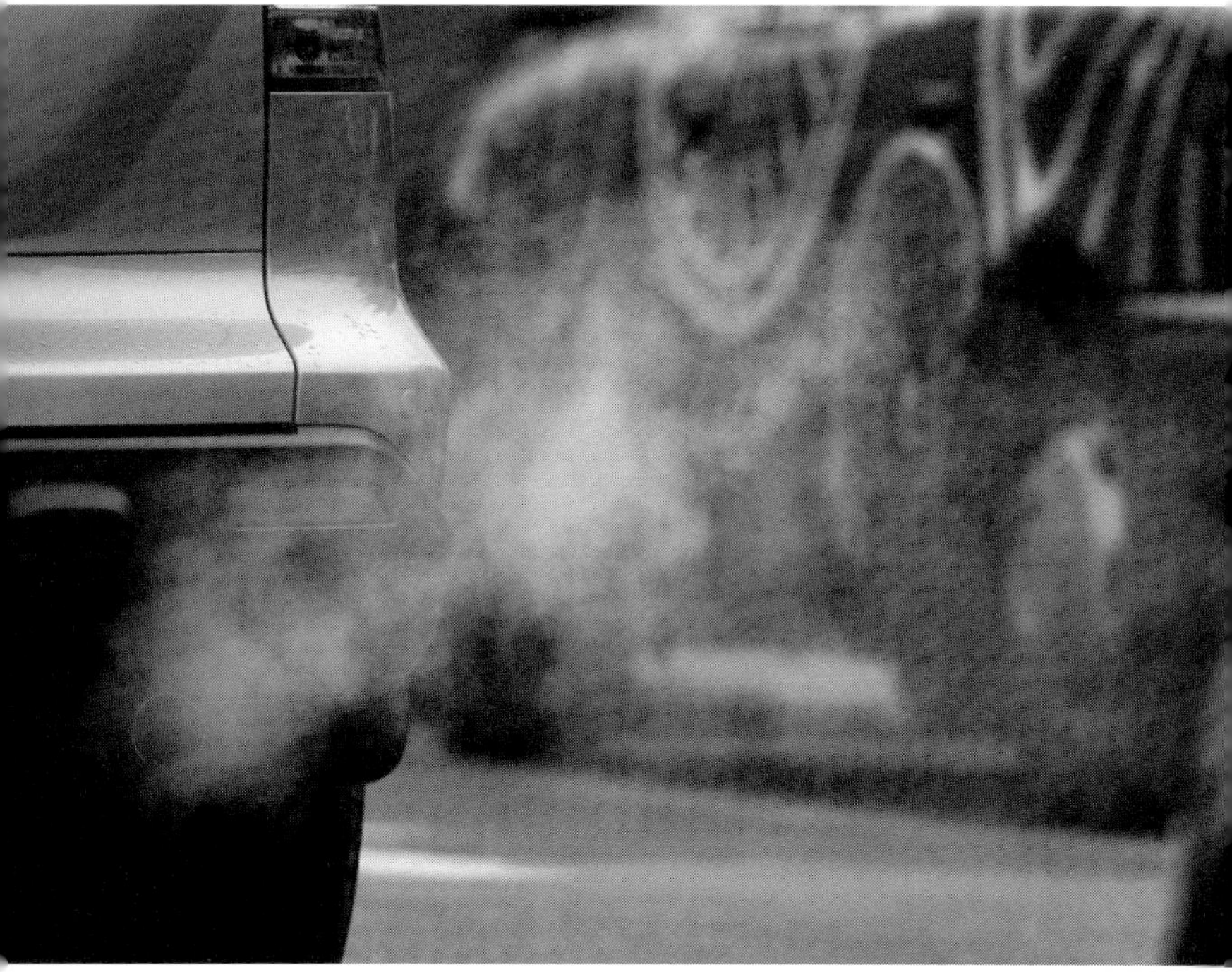
Photo/Getty Images

しやすいと言えます。ＰＭ２・５などがそうです。テレビやネットのニュースなどで、ＰＭ２・５の濃度情報に注意して、なるべく避けるようにするとよいと思います。

〈赤ちゃんの健康のために父親ができること〉

結婚して子どもができるまでの間、女性は健康に注意すべきと言われています。妊娠、出産、そして子育ての間、女性の生活習慣が赤ちゃんに影響を与えます。具体的なアドバイスとしては、次のことが挙げられます。

・喫煙や大量飲酒は避けましょう。
・過労や長期のストレスも避けましょう。
・適度な運動と栄養摂取は重要です。
・肥満にならないようにすることも重要です。
・血圧の定期的な測定も必要です。

これらは、以前からよく言われていたことです。

では、男性側の生活習慣や健康管理は、生まれてくる赤ちゃんに影響はないのでしょうか。もちろん、男性側がタバコを吸うと、受動喫煙が赤ちゃんに悪影響を及ぼします。

男性が家庭内暴力を引き起こすと、やはり悪影響を及ぼします。

最近の研究によると、男性の生活習慣や病気が、精巣内にある精子に影響することがわかりました。すなわち、男性の生活習慣や病気が受精前の精子に対して影響を与え、受精後の結果として、生まれてくる赤ちゃんの健康状態に影響を与えるのです。


〈親の生活習慣は男女両方とも大事〉


また、子どもができる前の父親の大量飲酒は、胎児アルコール症候群のリスクを高めると考えられています。赤ちゃんにおける低出生体重、先天性心疾患、知的障害などのリスクです。これは、もともと妊婦の大量飲酒で言われていたことでした。動物実験の結果とも合わせて、思春期前の大量飲酒が精子にエピジェネティック（遺伝子がはたらくための調節を行う構造に影響を与えること）な影響を与えたと考えられています。

また、食事のエピジェネティックな影響も示唆されています。高カロリー、高炭水化物、高脂肪などの食事は、子どもの将来の健康状態に影響を及ぼすと言われています。

肥満の父親の娘では、乳がんのリスクが高まることも示唆されています。

また、父親の葉酸《ようさん》の摂取不足は精子に影響を与え、先天奇形のリスクが大きくなります。小児がんで化学療法を受けた男児が成長した後の精子を調べてみた研究でも、エピジェネティックな変化が確認されています。

こうした研究から、男性の生活習慣は赤ちゃんに影響を与えると言えます。具体的なアドバイスとしては、女性に対するものと同じです。すなわち、

・喫煙や大量飲酒は避けましょう。
・過労や長期のストレスも避けましょう。
・適度な運動と栄養摂取は重要です。
・肥満にならないようにすることも重要です。
・血圧の定期的な測定も必要です。

2 大気汚染から脳を守るために

〈大気汚染と認知機能低下〉

大気汚染の深刻な影響は、認知機能や神経系の障害にも及んでいることが、最近の研究から明らかになっています。

主な大気汚染物質には、ＰＭ２・５、二酸化窒素《ちっそ》、二酸化硫黄《いおう》などが含まれます。大気汚染が呼吸器系や心血管系の疾患による死亡リスクを増加させることは知られていましたが、大気汚染が脳にも深刻な影響を及ぼすことが示されたのです。認知機能の低下は、記憶や思考、言語などの機能に影響を与え、認知機能障害のリスクを高めます。

大気汚染物質の主な発生源は、自動車の排気ガス、発電所や工業施設、燃料の燃焼、森林火災などが挙げられます。さらに、最近の研究では、認知症だけでなく、パーキンソン病や神経難病の発症リスクも大気汚染によって上昇する可能性が示唆されています。

これらの研究結果は、大気汚染が健康への脅威として広く認識されるべきであり、大気環境の改善と大気汚染物質の削減が重要であることを示しています。

〈大気汚染を避ける方法〉

大気汚染に関する情報とその健康への影響を知ることは重要です。

アメリカのＰＭ２・５の年平均濃度が12・０μg／m^{3}であることから、年間に数万人が大気汚染により早く死亡しているとの推定が示されています。ＷＨＯ（世界保健機関）が年間のＰＭ２・５の曝露《ばくろ》限界値を５μg／m^{3}としていることから、現在のレベルはその基準を大幅に上回っていることがわかります。

大気汚染被害を最小限にするための対策は重要で、特に交通が渋滞する時間帯や大気汚染が高い日には、屋外での運動を控えて、屋内での運動を検討することが有益です。エアコンやHEPAフィルター付きの空気清浄機を使用することも、大気汚染の影響を軽減するために役立つ方法です。

大気汚染に対する意識を高め、健康へのリスクを減少させるために、個人とコミュニティの取り組みが必要です。また、地域の大気汚染のレベルを定期的にチェックし、適切な対策を講じることが大切です。

3 鉛中毒《なまりちゅうどく》に気をつけよう

〈鉛中毒の経路〉


鉛は重金属の一種で、人体に害を及ぼすことがあります。

鉛への曝露《ばくろ》は、鉛で汚染された水、食品、物、土壌を摂取したり、鉛の粉塵《ふんじん》を含む空気を吸ったりすることで引き起こされます。

一般的な鉛の発生源には、古い家屋の塗料やそれが塗られた箇所が部分的に剥《は》がれたもの、鉛管《えんかん》からの水、高速道路や工場、空港の近くの土壌などが含まれます。

特定の仕事や趣味に、鉛曝露のリスクが存在します。たとえば、建設業、電池製造業、鉱業など、古い家の修理や鉛を含む顔料の使用などです。

予期しない曝露源としては、輸入玩具、宝石、薬草製剤、スパイス、キャンディーなども挙げられます。これらの製品では、インドやヨーロッパからの輸入品で報告が多く見られます。

成人の鉛中毒では、先述の症状に加え、慢性的な曝露による高血圧、心臓病、認知機能低下、不安、うつ病などのリスクが存在します。

子どもへの曝露は特に深刻な問題であり、低濃度の曝露でも脳の成長と発達が遅れ、学習、行動、聴覚、言語などに問題が生じ、後遺症が残る可能性があります。

〈子どもと妊婦では注意〉

幼い子どもは、鉛が付着している手や物を口に入れる傾向があるため、鉛中毒のリスクがもっとも高いです。

妊婦の方も慎重に行動する必要があり、妊娠中には鉛が血流を介して胎児に伝播《でんぱ》する可能性があることに留意すべきです。また、授乳中にも鉛が胎児に移行するリスクが考えられます。

鉛中毒の危険性がある方々は、血液検査がお勧めです。

CDC（米国疾病予防管理センター）などは、子どもで問題となる血中鉛濃度を3・5μg／dL以上、大人では5μg／dL以上を高値と見なしています。

鉛中毒の治療には、鉛の源を特定して排除すること、カルシウムと鉄分が豊富な食事、そして定期的な血中鉛濃度の検査が含まれます。

血中鉛濃度が非常に高い場合、体内から鉛を排除するためにEDTAなどのキレーション療法が必要とされることもあります。

鉛中毒を予防するためには、鉛を取り除くか、鉛への曝露を最小限に抑えることが重要です。古い住宅には鉛が含まれている場合が多く、専門知識をもつ業者による除去が必要です。鉛を取り扱う職業に従事する方々は、仕事から帰宅する前に着替えて、家庭の衣類とは別に洗濯する必要もあります。

4 騒音汚染による健康被害

〈騒音も環境汚染〉

通常、環境汚染というと大気汚染や土壌汚染、海水・淡水汚染を思い出すでしょう。でも最近、騒音も環境汚染要因として重要であることがわかってきました。

騒音汚染です。英語ではノイズポルータントと呼びます。騒音はもともと難聴をきたすことが知られていましたが、睡眠障害や認知障害も起こすことがわかってきました。さらには、高血圧や脳血管障害、心筋梗塞などの心血管疾患の原因になることもわかってきました。

細菌学における様々な発見でノーベル賞を受賞したロベルト・コッホは、1910年にこう述べています。

「将来の人類は、コレラやペストと戦ったように、騒音と戦うことになるだろう」

確かに、騒音は人々のコミュニケーションを妨げ、良好な睡眠を阻害し、迷惑をもたらします。さらには、長期間の騒音への曝露《ばくろ》は、心臓血管病のリスクとなります。

コッホの予言は、残念ながら正しかったようです。

もっともひどい騒音を出すのは飛行機です。そして鉄道と自動車です。日常的にこれらの騒音に曝露している人は、かなり多いことがわかっています。子どもの騒音への曝露は、知能発達の障害をきたすことがわかっています。WHO（世界保健機関）の試算は、騒音によってかなりの健康被害が出ていることを示しています。睡眠障害、子どもの知能発達障害、心臓血管病、耳鳴りです。

〈騒音による体内への影響〉

騒音は、体内の生理活動に2つの大きな影響を与えます。

1つは交感神経の緊張、すなわち、血液中のアドレナリン濃度の上昇です。もう1つは下垂体《かすいたい》と副腎皮質《ふくじんひしつ》の刺激、すなわち、副腎皮質ホルモン濃度の上昇です。

進化を経た人間の体内では、アドレナリン上昇は、急に起こったストレスに対抗するために獲得された反応です。獰猛《どうもう》な動物に出会ったときは、すぐに逃げなければなりません。そのため、心拍数を増やして心拍出量を増加させ、全身の筋肉への血流を増やして、素早く逃げることができるようにするのです。

副腎皮質ホルモンの上昇は、急性ストレスが起こった後の修復反応です。

しかしながら、これらのホルモンの作用で血圧は上がり、心拍数は増え、全身の血管は収縮します。心筋梗塞や脳梗塞、脳出血などが起こりやすくなります。

〈夜間の騒音による高血圧〉

夜間の騒音は、睡眠を妨げます。睡眠の質を下げ、睡眠負債を増やします。また、睡眠開始時刻は遅れ、覚醒時刻は早まります。睡眠は浅くなり、途中覚醒が増えてゆきます。

長期化することによって、日中の活動のパフォーマンスは低下し、心臓血管の機能も悪化します。

夜間の騒音に長期間曝露《ばくろ》された人は、高血圧のリスクが高くなります。

通常、人間は夜に睡眠を取ると交感神経の活動が下がり、副交感神経が優位となります。明け方に血圧が下がる現象（モーニング・ディップ）があり、心臓血管系の機能をリセットする働きがあります。

様々な疫学研究により、睡眠中の騒音曝露と高血圧の発症に関係があることがわかってきました。睡眠中に窓を開けていたり、寝室が大きな道路に面していたりする場合、高血圧の患者さんが数多く見られます。高血圧の人は、ぜひ1度、睡眠時の環境を見直してみてください。

〈米軍基地による騒音汚染〉

騒音がもたらす健康被害は、軍事基地周辺がもっとも深刻となります。

米軍嘉手納《かでな》基地の航空機騒音による心筋梗塞や脳卒中で、毎年4人が死亡しているという推計結果も出ています。また、騒音で心筋梗塞や脳血管障害に罹患《りかん》している患者も毎年30人に上るとされています。

夜間騒音が原因で、軽度以上の睡眠障害に罹患している嘉手納飛行場周辺の住民は、約1万人いるとも算出されています。過去の騒音による高血圧の住民は、1000人いると見積もられています。

騒音汚染の専門家である北海道大学の松井利仁教授は、「戦後70年が経過したことを考慮すれば、単純計算で約300人の命が失われたことになる。大規模な公害病だ」と述べています。米軍嘉手納基地の周辺住民が起こした嘉手納基地爆音差し止め訴訟で、松井教授からこの推計結果が提出されています。

私は医学部卒業後、約15年間、沖縄県立中部病院で診療していましたが、高血圧、心筋梗塞や脳血管障害が中部地区の住民にかなり多いことに気づいていました。

その原因の一部は、患者本人の食事内容や運動不足による生活習慣の影響があるとは思います。しかしながら、もし、原因が米軍基地のもたらす騒音であるならば、患者の自己責任ではなく、米軍と日本政府の責任になります。米軍と日本政府は、その責任を認めて直ちに普天間《ふてんま》基地と嘉手納基地を閉鎖すべきでしょう。

5 騒音汚染対策を進めるべき理由

〈騒音汚染に悩む私〉

2017年4月、約10年ぶりに沖縄に帰郷した私と家族は、ホッと一息つくことができたものの、騒音汚染に苦しむことになりました。騒音の元は自動車だけでなく、米軍基地所属の航空機です。

騒音によって、血液中のアドレナリンとコルチゾールが上昇します。

アドレナリンは交感神経や副腎髄質《ふくじんずいしつ》から分泌《ぶんぴつ》されるもので、血圧と心拍数を上昇させます。コルチゾールは副腎皮質から分泌され、血圧を上げ、全身の血管を収縮させます。これらにより、心筋梗塞や脳卒中、糖尿病が起こりやすくなります。

騒音のせいで、私の睡眠の質は低下しました。

その後、少しでも静かな環境を求めて、私と家族は県内の別の市町村に引っ越しました。移り住んだ家は、自動車騒音は少ないのですが、米軍機は相変わらずです。

私は、睡眠時にはノイズキャンセリング付きのヘッドフォンを装着するなどの対応をしています。

〈基地と騒音、そして健康被害〉

世界的にも、騒音がもたらす健康被害は、空港周辺がもっとも深刻となります。イギリスのヒースロー空港周辺の騒音は、歴史的にも有名です。

民間空港をはるかに超える騒音被害をもたらすのは、軍事空港です。米軍戦闘機の騒音はすさまじいものがあります。

2018年10月10日、WHO（世界保健機関）ヨーロッパ支局は、新しい騒音ガイドラインを発表しました。そこでは、エビデンスに基づく提言がなされており、高く評価できます。

新しい点をいくつか紹介しましょう。まず、騒音にさらされることは、心筋梗塞や脳卒中、糖尿病の重要な原因の1つであるとはっきり述べたこと。

問題となる騒音源として飛行機、鉄道、自動車に加えて、レジャー関連の騒音源が挙げられていること。これには、コンサート、ライブハウス、ナイトクラブ、スポーツイベントが含まれています。

また、騒音評価と健康被害のモニタリングをきちんと行うことを推奨し、基準値以上の騒音を出している騒音源には対策を実施することも含まれています。

WHOには、これを世界に拡大して適用してほしいものです。

6 サウンドレーダーは健康に役立つ

〈フランスに学ぶ〉

WHO（世界保健機関）は、異常な騒音を出す騒音源に対して対策を実施し、騒音公害の上限を設定し、それを超えるドライバーに罰金を科すなど、騒音の問題に対処する方法を推奨しています。

特に子どもへの長期間の騒音曝露《ばくろ》が知能発達に悪影響を及ぼし、高齢者には難聴や耳鳴りの問題が生じる可能性があるため、騒音問題への取り組みは重要です。

フランスの新しい騒音センサー（サウンドレーダー）の導入は、騒音公害に対する対策の一環として行われており、騒音を検知し、適切な対策を取るための手段として利用されています。将来的には騒音リミットや罰金の設定など、騒音問題の解決に向けた取り組みが進展することが期待されます。

パリで試験運用中の騒音センサーのテスト期間が2023年に終了し、現在は騒音レベルの規制を超えた車両に反則金を科す法律の導入の是非について議論しています。この反則金の導入は、騒音公害への取り組みとして重要な一歩であり、騒音による健康被害や生活品質の低下に対処するための措置です。

パリ市民の寿命を9カ月縮めるほどの騒音被害があることから、騒音問題は公衆衛生に関わる重要な問題と認識されています。

騒音が大きい道路や交通手段がもたらす被害には、睡眠障害による生産性の低下や、不動産価格の低下などの経済的な損失も含まれており、都市の健全な発展にとっても重要な課題です。

フランスの取り組みから学べることは、健康を害する騒音に対して適切な対策を実行し、市民の生活品質を向上させることの重要性です。

騒音センサーの設置や規制の強化は、都市環境を改善し、住民の健康と福祉への貢献の一環として注目されています。他の都市でも、騒音問題に対する取り組みが模倣される可能性があるでしょう。

■コラム：環境と健康

[森林と感染症]

熱帯・亜熱帯林の破壊が新興感染症の要因であることは、環境と健康に関する重要な問題です。この問題に対処するためには、国際的な協力と政策が必要です。

以下に、熱帯・亜熱帯林の保護と新興感染症の予防に関連するいくつかの重要なポイントを示します。

（1）森林保護

熱帯・亜熱帯林の保護と再生は、新興感染症のリスクを減少させるために不可欠です。政府と国際機関は、森林の保護と持続可能な利用に向けた取り組みを強化すべきです。これには、不法伐採《ばっさい》と土地利用変更の監視強化、適切な森林管理の推進、地域住民との協力が含まれます。

（2）生態系の保全

野生生物の生息地を保護し、生態系の健全性を維持することが大切です。野生生物は様々な感染症の宿主《しゅくしゅ》となることがあり、森林や生態系の破壊は野生生物の生息地を変化させ、感染症のリスクを増加させます。

（3）異なる部門の連携

熱帯・亜熱帯林の保護と新興感染症の予防には、異なる部門の連携が必要です。環境保護、農業、健康、国際開発など、様々な分野の専門家や政府機関が協力し、包括的なアプローチを取ることが重要です。

（4）地域住民の参加

地域住民との連携が新興感染症予防に不可欠です。森林と密接に関わり、持続可能な方法で利用するためのサポートと教育を提供することが大切です。

（5）国際協力

新興感染症は国際的な問題であり、国際協力が必要です。国際機関、ＮＧＯ、科学者、政府が協力して、そのリスクを監視し、対策を協議し、実施する必要があります。

熱帯・亜熱帯林の保護は環境保護だけでなく、人類の健康と安全にも大きな影響を与える重要な課題です。私たちは、森林の持続可能な利用と保護を推進し、新興感染症のリスクを最小限に抑えるための取り組みを推進しなければなりません。

第10章

社会

1 健康寿命を延ばすために

〈人生の目的と意義を意識すること〉

健康寿命を延ばす要因を解明することは、非常に重要です。なぜなら、そのことによって社会経済活動を継続でき、医療や介護にかかる個人や社会の負担を軽減できるからです。ここでは、健康長寿を支える隠れた要因を紹介します。

まず、人生に目的や意味を見出すことが重要です。人生に目的や意味を見出すことは、よい睡眠、適正体重の維持、高い身体活動レベルと相関があります。

高齢になっても健康であるならば、家族、地域、社会全体に貢献できます。具体的には、若い世代の育児や家族活動を支援するための体力を維持し、定年後も就労すること、地域のボランティア活動に参加すること、趣味を楽しむこと、地域の団体に参加することなどです。

これらの要因は、高齢者が充実した生活を送り、社会全体に貢献できるようにするのに役立ちます。

〈社会とのつながりを維持すること〉

社会とのつながりを維持することが、健康長寿を伸ばす要因として非常に重要であることが示されています。

50歳以上の成人を対象とした研究によれば、孤独や社会的孤立は、病気や障害、死亡リスクの高まりと関連していました。

孤独な人は、孤独でない人に比べて早期死亡のリスクが57パーセント高く、社会的に孤立している人も、早期死亡のリスクが28パーセント高かったという結果が出ています。

さらに、孤独と社会的孤立の両方を抱える人は、生物学的老化が進行しやすくなっていました。また、認知機能が低下している人は、人との交流が減少しがちなため、社会的孤立がますます進行する可能性もあることが指摘されています。

したがって、社会的なつながりを維持し、孤独や孤立を防ぐことは、健康長寿に貢献します。

〈睡眠の質〉

不眠症がアルツハイマー病やその他の認知機能の低下と関連しているという研究結果があり、慢性的な睡眠障害は身体全体の炎症を引き起こし、アルツハイマー病で見られるβアミロイド斑の発達の前兆となる可能性が示唆されています。

また、アルツハイマー病の進行に伴って、睡眠を制御する体内時計のリズムが乱れることもあるため、睡眠障害が認知機能低下に影響を与える可能性も指摘されています。今後の研究によって、この関連性が明らかになることが期待されています。

さらに、高等教育を受け、知的負荷の高い仕事に従事することと、認知症リスクを低減させることとの強い関連性が示されています。

新しい技術や言語の学習、新しい運動の開始、精神的なトレーニングを伴う活動を通じて、認知機能低下のリスクを減少させる可能性があることが報告されています。

したがって、継続的に脳への刺激を与えることが、認知機能の維持と健康長寿に寄与することが示唆されています。

■コラム：惑星境界《わくせいきょうかい》と健康影響

[惑星境界とは？]

地球には、生物の生存に影響を及ぼす物理学的な境界が9つ存在します。これらの境界は惑星境界（プラネタリー・バウンダリー）とも呼ばれ、二酸化炭素排出、海洋酸性化、化学物質、大気汚染などが含まれます。この境界を超えると、地球とその住民にとって安全でない状況が生じる可能性があり、それが惑星境界の特徴です。人間の活動は、地球を変化させる9つの主要なグループに分類できます。

2009年には、これらのグループそれぞれについて閾値《いきち》が設定され、その閾値を超えると地球とその住民に対する危険が高まるとされました。

しかし、人類はすでに9つの境界のうち3つを超えてしまっています。今後、残りの6つの境界も超える可能性が高いと予測されています。世界中の都市や地域は、これらの境界に対処するための対策を進めていますが、その後、これらの惑星境界に関する見直しや改訂の提案も行われています。

[改訂版・惑星境界の多くはすでに超えられている]

2023年に発表された改訂版・惑星境界によれば、9つの閾値のうち6つがすでに超えられていることが明らかになりました。その6つとは、「気候変動」「生態圏の一体性」「土地利用の変化」「淡水利用」「生物地球化学的循環」「新規化学物質」です。

改訂版・惑星境界は、すべての人々、特にもっとも弱い立場にある人々がクリーンな環境を享受する権利に加えて、水、食料、エネルギー、健康に対する権利をもつことを強調しています。特に、気温の上昇を1℃以内に抑えることが重要視されており、これは産業革命以前の水準よりも低い目標とされています。

さらに、炭素排出量を体積比で350ppm以下に抑えることが厳格に勧告されています。産業革命前の炭素濃度は体積比で280ppmでした。気温の上昇を1・5℃以内に抑える必要があり、それを超えると特に弱い立場にある人々の健康への影響が深刻になる可能性があると指摘されています。

【弱い立場にある人々に被害が集中する不正義】

1・5℃以内の温暖化でも、貧しい2億人のみが前例のない気温上昇にさらされ、貧しい5億人のみが長期的な海面上昇にさらされると推定されています。これは、ドーナツ経済学と呼ばれる革新的なアイデアの核心でもある環境正義に反しています。

環境正義の観点から、この閾値の低下は、「安全で公正な空間」という概念で評価されています。惑星境界の測定は容易ではありませんが、自然科学と社会科学のアプローチを統合することには大きな意義があります。

9つの基準のうち6つをすでに超えた現在、持続可能な道に移行するためにどのような措置を講じるべきかについては、研究者の間で意見が分かれています。

一部のグループは、現在の経済システム内での対処を提唱し、グリーン成長を主張しています。

一方で、現在の経済システムそのものが問題であるとするグループも存在し、ポスト成長や脱成長といった斬新な改革が必要だと主張しています。これは、経済思想家の斎藤幸平氏やアメリカのプログレッシブ派の政治家たちが提唱しているアイデアに近いものです。

どのグループに共感するか、または独自のアプローチを考えるために、深く学習し、考察を重ねることが大切です。

2 貧困と病気

〈広がる格差と不健康〉

社会的・経済的格差が広がっています。最近、増大している生活保護世帯やワーキングプアの人々など、貧困は多くの病気の根本的原因となります。

ワーキングプアとは、働いているのにもかかわらず、生活保護レベル以下の収入しか得ることができない人々です。私が以前行った研究で、ワーキングプアの人々の健康状態は、そうでない労働者層と比較してよくないことがわかりました。

貧困層の食生活は、非健康的にならざるを得ません。たとえば、野菜や果物を食べることが身体によいとわかっていても、それらを購入して調理する金銭的・時間的な余裕がありません。

昼間は近くにあるジャンクフードレストランに立ち寄って、ハンバーガーとフライドポテト、ソフトドリンクのセットを、夜は牛丼屋やラーメン屋で牛丼や豚丼やラーメンを食べるのが安くて早いのです。野菜や果物は足りなくなります。

規則的な運動をするのにも、金銭的・時間的余裕が必要です。

パートの仕事を昼夜かけ持ちでやり、夜勤や時間外労働の連続では余裕はなくなります。さらに運動のためのシューズを買いそろえることも厳しい人もいるのです。高カロリーのジャンクフードでついた皮下脂肪を燃やす機会は少なくなります。

〈貧困とストレス〉

社会的・経済的格差は、貧困層の人々に心理的ストレスをもたらします。会社の幹部からの業務命令、顧客からのクレーム、居住していた家屋からの立ち退き命令など、長期間、心理的ストレスにさらされると、人は一時的な快楽を求めるようになります。そのような快楽の手段はたいてい、タバコ、酒、ギャンブルなどです。

このような一時的な快楽は、長期にわたると毒になります。様々な部位のがんや心筋梗塞、肝硬変、肺気腫《はいきしゅ》にかかりやすくなります。

パチンコ屋やスロット屋で、多くの客はタバコを吸っています。タバコを吸わない人も、長時間パチンコやスロットをやるだけで、かなりの受動喫煙にさらされます。スナックなどのお店を飲み歩いていると、事故やトラブルに巻き込まれるリスクが高くなります。夜間に酔って車道をふらふらと歩いていると危ないですね。事故に遭う危険性が高くなります。

また、些細なことから口論となって、喧嘩に巻き込まれることもあります。酔ってしまうと、大脳の抑制が解除されてしまうので、性風俗のお店に入るリスクも高くなります。HIVや梅毒、淋病などの性行為感染症にかかりやすくなります。

〈赤ひげ医師の再登場〉

黒澤明監督の映画『赤ひげ』で、三船敏郎が演じる赤ひげ医師は、今でも総合系医師のロールモデルです。

赤ひげ医師は、研修医に対して「病気の原因のほとんどは貧困と無知なのだ」と指導していました。この言葉は、現代でも通じると思います。赤ひげ医師は、貧しい人々に医療だけでなく住居も与えていました。

現代の赤ひげ医師が、2005年のカナダに登場しました。

ギャリー・ブロック（Gary Bloch）医師です。

ブロック医師は、オンタリオ州のある都市の診療所を訪れる患者に、経済的な問題があるかどうかを尋ね始めました。問題をもつ患者がいれば、ソーシャルワーカーと共に経済的な支援を受けることができる様々なサービスについての情報を提供して教育を施したのです。このカナダ版・赤ひげ医師に賛同した数十人もの医師たちがついに立ち上がり、こうした活動がオンタリオ州全域に広がっています。

3 貧困と肥満はなぜリンクするのか

〈途上国での栄養障害〉

発展途上国での栄養障害と聞くと、皆さんは何を想像するでしょうか。おそらく飢餓を思い浮かべると思います。骨と皮のみで筋肉のない細い手足の子どもたちを想像するでしょう。しかし、最新のデータは、途上国の子どもたちの肥満とやせの割合がほぼ拮抗してきていることを示しています。

1970年代の途上国では、肥満児はほぼゼロでした。しかし現在では、その割合は約7パーセントまで増加しています。同じ時期に、途上国でのやせた子どもの割合は、13パーセントから10パーセントに減っています。今後、これらの割合は逆転すると考えられています。

〈やせと肥満の逆転はなぜ起こるのか〉

実は、やせと肥満の2つはリンクしているのです。近年、新たな要因が入ってきたからです。それは、栄養価の低い加工食品やジャンクフードです。

栄養価が低い食品とは、同じカロリーで必須栄養素が低い食べ物です。お菓子やインスタント食品などです。

ジャンクフードとは、肉のクズからできた食品という意味で、発がん物質や動脈硬化症の原因となる物質を多く含んでいます。

これらの食品は価格が安く、途上国に多い貧困層の人々は、経済的な理由でこれらの食品に依存する生活を余儀なくされているのです。

南アフリカ共和国を例に挙げます。1970年代に20パーセントだったやせた子どもの割合は、2019年には5パーセント未満となりました。一方、同時期の肥満児の割合は0パーセントから10パーセント以上になりました。

南アフリカ共和国は、すでに逆転現象を経験しているのです。同様に、中国でも逆転現象が起きており、中国の肥満児は2019年時点で2800万人もいます。

〈子どもの肥満と将来の病気〉

子どもの肥満は、将来の様々な病気の原因となります。中でも糖尿病が問題です。世界の糖尿病による死亡者数は、すでにマラリアと結核、エイズを合わせた三大感染症死亡者数を超えています。糖尿病による心筋梗塞や脳梗塞、腎不全、感染症などで、多くの人々が死んでいます。また、子どもの肥満は、高血圧やがんのリスクでもあります。

格差の広がる日本でも、同様の傾向が見られます。厚労省の調査によると、低所得層のほうが肥満者の割合が高い傾向にありました。コンビニ弁当とジャンクフードのみを食べていたある生活保護受給者は、1日に何と5000kcalも摂取していました。

世界の国々の政府は、この栄養問題に対する介入を行うべきです。野菜や生の果実などの栄養価の高い食品に補助を行い、それらの価格が安くなるようにして、子どもたちを助けるのです。逆に、加工食品やジャンクフードなどの栄養価の低い食品には、課税等で価格を高くするのです。

第11章

経済

1 ヒューマンキャピタルへの投資と健康

〈日本のヒューマンキャピタル〉

今、ヒューマンキャピタルとそれに対する投資が注目されています。ヒューマンは「人」、キャピタルは「資本」という意味で、「人を資本として考えよう」という経済学的概念です。これは、人を単なる労働力としてみなすこととはまったく異なります。技術力や知識、そして健康状態を高めてゆくことです。

第2次世界大戦後の日本は、ヒューマンキャピタルへの投資を進めた結果、高度経済成長を達成することができました。小学校から高校までの就学率は高く、学習塾の人気もあって、多くの人が大学に入学することができました。

日本人男性の多くは、会社に就職し、年功序列制度の中で遅くまで残業し、会社の成長に貢献しました。女性の多くは、家庭の主婦として子育てと家事に専念することで、間接的に会社に貢献してきました。日本人家庭のサラリーマン世帯化です。

〈ヒューマンキャピタルの相対的低下〉

しかし、この戦後モデルは崩壊しました。

会社は成長困難となり、自動車生産を除いて、グローバリズムの世界市場ではアメリカ、中国と比べて相対的競争力は低下しました。

結婚する男性の割合は減り、人口減少が加速しています。長時間残業は、過労死する人を大量に出し、労働生産性も先進国で最低レベルとなりました。

戦後日本のモデルが国際的に通じなくなった理由には、ヒューマンキャピタルへの投資の仕方が旧式のままだったということも挙げられます。

学部にもよりますが、多くの大学が学生にとってレジャーランド化しており、大学入試では限界まで勉強するが、入学後はほとんど勉強しないというシステム。

初めての会社就職後には転職する機会が原則ゼロなので、所属している会社部門で必要となるスキル以外の能力を高める必要がないシステム。

学歴はあっても生涯学習はほとんどしない。それが典型的日本人でした。

ヒューマンキャピタルの世界の国別ランキングでは、1位はフィンランド、日本は14

位でした。アジアでも、台湾、韓国、シンガポールが日本より上位に入っています。

ほとんど勉強しない日本の大学生と社会人。それが世界やアジアでの相対的地位の低下の最大の原因でしょう。

〈ヒューマンキャピタルへの投資を〉

最近、世界銀行が、「経済成長のためには、フィジカルキャピタルよりもヒューマンキャピタルへの投資が重要だ」と提言しました。

フィジカルキャピタルとは、道路や工場の建設などへの投資です。世界経済を監視している世界銀行は、「人への投資が、経済力の最大の源泉である」と公式に表明したのです。

まず、教育への投資。子どもだけでなく、大人に対しても、ヒューマンキャピタルへの投資は可能です。大人の夜間大学、短期大学、社会人大学院、オンライン講座などのスクーリング参加へのサポートです。

ヒューマンキャピタルには、学習の励行と健康の増進がありますが、両者は相互に因果関係があります。

健康で体力のある人は、勉強もよくできるようになります。子どもの貧血を治療することは、学習効果を高めます。生活習慣病の予防は、健康寿命を延ばし、スクーリングのチャンスを高め、収入を増やすことになります。

日頃の生活習慣に気をつけながら、生涯学習を続ける日本人を増やすことが、日本の経済力をアップさせることになるのです。

2 健康を促進する企業を応援しよう

〈スターバックスの試み〉

スターバックスは、従業員の離職率が低いことで有名です。その最大の理由は、パートを含め、すべての従業員に健康保険のカバーを保証しているからです。

スターバックスはまた、子どもの世話のための有給の早引き保証をしたり、性別や人種にかかわらず同一賃金を与えたりしています。

さらに、アメリカでの人種的バイアスを是正するトレーニングも実施しており、不正義を最小限にする努力を行っています。このような取り組みが、スターバックスの低離職率を支えているのです。

以前、アメリカのスターバックスのある支店で、黒人数人が商品を購入せずにトイレを使おうとしたところ、店員が拒否したということがありました。

それに対してスターバックスは、「どなたでも自由にトイレを使用してよい」という声明を世界に向けて発信しました。このような経験の蓄積があって、人種的バイアスを是正するトレーニングを行っているのでしょう。

〈健康と環境の企業認証〉

アメリカの保険会社のヒューマナ社は、「大胆な目標」というイニシアチブを掲げ、フロリダ州タンパベイなどアメリカの9つのコミュニティで、地域の健康を増進させる活動を開始しました。

具体的な健康の項目を立てて、それらを20パーセント改善させるというものです。

これらの項目には、平均収入や雇用など、健康の社会的要因も含まれています。

会社のビルディングをより健康的にする目的で設置されたLEED（Leaders in

Energy and Environmental Design）と呼ばれるグリーン認証を取得する企業が増えています。

健康的なビルディングで働く従業員は、健康状態がよくなり、欠勤が減り、生産性が増すことが証明されています。

RE100という国際イニシアチブがあります。事業運営を100パーセント再生可能エネルギー（太陽光や風力など）で調達することを目標に掲げる企業が加盟しています。最近では、日本企業もどんどん参加しています。

健康と環境の先進的な企業は、利益を追求するだけでなく、社会や環境への貢献度を数値として報告しています。

〈環境倫理から見た企業への投資指標〉

ESGという投資指標があります。環境（Environment）、社会（Social）、ガバナンス（Governance）の頭文字を並べたものです。

社会や環境を意識した投資は、同時に財務リターンも高く、また投資リスクが小さいことから、企業利益や企業価値向上につながるため、現在では一般的な投資手法になっています。

ＥＳＧには様々な個別指標があり、その中にネガティブスクリーニングという指標があります。環境を破壊し、倫理に反する特定の業界の株式や債券を投資対象から除外する指標です。たとえば、武器、タバコ、原子力発電、ポルノ、ギャンブル、化石燃料などの会社があります。

国際規範スクリーニングという投資指標もあります。環境破壊や人権侵害など国際的な規範を基に、最低限の基準を達していない企業の株や債券を投資対象から除外する手法です。

この2つの指標は除外スクリーニングですが、選抜型の指標もあります。ポジティブスクリーニングなどです。これはＥＳＧに優れた銘柄のみを選抜して投資する手法です。人権、環境、従業員対応、多様性などを評価しています。

このように、投資家が企業を評価する基準に、環境や健康、倫理が含まれてきており、私たちも環境や健康を意識する企業を見分けることができるようになりました。

日本人もぜひ、これを参考にして、投資だけでなく、消費の選択をすることをお勧めします。

❸STAXは命を救う

〈STAXとは〉

現在、地球上のすべての人間の死亡原因の約70パーセントは生活習慣病です。毎年、700万人以上の人々が、タバコが原因となる病気で死亡し、300万人以上の人々が、アルコールが原因となる病気で亡くなっています。

1970年代と比べて、2010年代では、世界中の子どもたちの肥満の割合が10倍以上に増えています。この間、世界的に砂糖の消費量が増えたことが大きく関係しています。最近1年間では、世界で少なくとも400万人以上の人々が、肥満が原因となる病気で死んでいるのです。

そこで注目されているのがSTAX。人類を生活習慣病による死亡から救う最強のツールです。

STAXとは、Sugar Tobacco Alcohol Taxの略語です。薬でもなく医療機器でもありません。健康に有害なものに、より多くの税金をかける政策介入です。

すなわち、砂糖、タバコ、そしてアルコールに課税することが人々の命を救うのです。

実際、多くの国々で確実な効果が確認されています。

砂糖税を導入したメキシコでは、最初の1年間で砂糖入りの清涼飲料水の消費量が5パーセント下がりました。次の1年間でさらに10パーセント下がりました。

1990年代にタバコ税を大幅に増やした南アフリカでは、喫煙率が約40パーセントも下がりました。

逆に、2003年にアルコール税を減らしたフィンランドでは、アルコールに関連する死亡率が男性で約15パーセント上がり、女性で約30パーセントも増加しました。フィンランドでは、政策の失敗で多くの人が亡くなったのです。

〈STAX導入を妨げる産業構造〉

STAXほど有効な健康政策はありません。しかし、現実には世界でこの政策をしっかりと導入している国は少ないのが現状です。

十分に高いレベルのタバコ税は、10パーセント程度しか実施されていません。

日本のタバコの値段は、欧米諸国と比べてかなり安いままです。日本のタバコが1箱約400円なのに対し、ドイツでは約600円、フランスでは約800円、イギリスでは約1200円となっています。

健康政策の導入を妨げているのは産業界です。これまで、世界中のタバコ産業は、タバコの販売による経済効果を強調し、闇タバコの流通の恐れを誇大に宣伝していました。タバコ農家の保護の必要性も盾にしていました。政治家に対するロビー活動は強力です。

一方で、タバコ産業は、タバコの有害性についての研究データを隠していました。アルコールや加工食品の産業も同様の行動をとっています。ウルグアイのモンテビデオで宣言されたWHO（世界保健機関）生活習慣病対策ロードマップの文言から、アルコールと砂糖税についての言葉が削除されたことは、その行動が成功してしまったことを物語っていました。しかし、世界中の政治家たちは、このことに次第に気づくようになったのです。

〈それでもSTAX導入は進む〉

WHOに加えて、元ニューヨーク市長のマイク・ブルームバーグ氏が立ち上げたブルームバーグ・タスクフォースがSTAXを強く推奨したこともあって、この強力な健康政策を導入する国がどんどん出てきています。ボツワナ、チリ、エクアドル、インド、メキシコ、ナイジェリア、ペルー、サウジアラビア、南アフリカ、UAE（アラブ首長国連邦）、イギリスなどです。

生活習慣病による死亡は、貧困層や低所得国に多く見られます。STAXは、そのような人々や国々に対して大きな効果を発揮します。

SDGs（持続可能な開発目標）を達成するための有効な手段として、STAXは国連のハイレベル会合でも推奨されるようになりました。

STAXは経済的な有益性ももたらします。

2001年にタバコとアルコールの課税を強化したタイでは、毎年、日本円で150億円もの予算が使えるようになり、健康増進に寄与しています。

同様の政策を導入したフィリピンでは、4000億円ほどの追加収入が得られ、その財源を貧困層の国民対象の保険事業に割り当てています。

また、この税制は逆進性があるのではないかとの批判もありました。

しかし、これまでの研究結果から、これらの税制政策はむしろ累進性《るいしんせい》のものであることがわかっています。低所得者に恩恵を与える税制なのです。

ぜひ、G20サミットなどでこの政策の導入と拡大を前向きに話し合ってほしいと思います。

4 一石三鳥の交通政策

〈公共交通機関を賢く使うドイツ〉

2022年、ドイツが自国民に対して、国内の電車やバスなどの公共交通を月額9ユーロ（約1200円）で乗り放題にしたという取り組みは、ドイツらしい賢明な提案だと思います。

外国人でも、月額1200円のチケットを購入して乗車時に提示するだけで、6〜8月の3カ月間、ドイツ全土の地下鉄、都市内ローカル鉄道、バスなどを利用できます。都市間の高速電車などは対象外ですが、ローカル線を乗り継ぐことで、ドイツ国内のあらゆる地域への旅行が可能です。

このプランによる減収分の補填《ほてん》として、ドイツ政府は約3370億円を計上しました。その後も継続できるように、運行主体の自治体や企業がその後に大幅な運賃値上げを行わないように、ドイツ政府は追加の資金援助も行っています。

〈ドイツメソッドの三大効果〉

ドイツの格安乗り放題の企画は、2022年6月から3カ月間限定のトライアル企画でしたが、多面的な効果が期待でき、モデルケースとして注目されるでしょう。

第1に、この企画は主にパブリックヘルスに寄与する効果があります。

ロシアのウクライナ侵攻による世界的なガソリン価格の高騰に対処するエネルギー負担軽減策としても機能しています。これにより、ガソリンや電力の消費を減らす政策効果が期待されます。

ドイツは、化石燃料や原子力への過度な依存をせず、持続可能なエネルギーソリューションへの移行を進める一環として、エネルギー消費の削減に取り組んでいます。

第2に、この企画は気候変動対策にも貢献します。

自動車ユーザーを公共交通機関の利用に誘導することで、ガソリン車による温室効果ガスの排出を減少させる効果が期待されます。

電車やバスなど電動車両の導入も進行中であり、これにより排出ガスの総量を削減する一助となるでしょう。気候変動対策としての効果を最大化するため、ドイツ政府は格安チケットの補助金を検討しているとのことです。

第3の効果は、運動不足対策です。

公共交通機関を利用する場合、駅やバス停までの歩行や自転車を使った移動が一般的です。これにより、通勤や通学の際の歩行距離が増加し、健康へのポジティブな影響が期待されます。毎日の歩行距離の増加が、健康への効果をもたらすエビデンスもあります。


〈ドイツメソッドを取り入れよう〉


資源の限られた日本は、エネルギー危機に対して脆弱な立場にあります。

しかし、原子力発電への回帰には、事故リスクや攻撃対象としてのリスクが伴いますし、石炭発電は地球温暖化対策に逆行する行為とされています。したがって、持続可能なエネルギーへの転換が重要ですが、その実現には時間がかかるでしょう。

このエネルギー危機をチャンスと捉え、国民のライフスタイル改善を促進する政策への支援の機会とするべきです。ドイツメソッドを日本全体に導入するための予算が難しい場合でも、沖縄のような地域で試験的に導入することはできるかもしれません。

月額1000円程度で乗り放題のサービスが提供されれば、多くの人々がバスを利用する可能性が高まります。これにより、普段は運動不足の人も自然に歩く機会が増え、健康へのプラスの影響が期待されます。運動不足の解消により、病気のリスクが低減し、医療費の削減にも寄与できます。

また、環境に優しい電気バスの導入も検討されるべきで、利用が増加すれば運行頻度も増えて、待ち時間が短縮されるでしょう。

今後、新たなアイデアや施策が議論され、持続可能なエネルギーソリューションの推進が進むことを期待しましょう。

5 食料問題とフードシステム

〈狩猟から農耕へ〉

かつて冷蔵庫もスーパーもコンビニもなく、トラックや船、飛行機で食料を遠くまで届けたり、長時間保存したりできなかった時代、人々は、木の実や山草、鳥や魚など、その日、手に入ったものを食べて命をつないでいました。

その後、農耕や牧畜が発達し、食料の安定的な生産や加工、保存ができるようになると、栄養失調で病気になる人や、餓死する人は減少してゆきました。

〈豊かになったはずの日本〉

フードシステムという言葉があるように、健康的な生活のために、生産者、加工・製造、流通・小売、消費者を全体として1つのシステムと捉えることができます。

しかし、豊かになったはずの現代の日本では、食料自給率が38パーセント、カロリーベースでは世界182カ国中128位、先進国の中でも最低の水準となっています。

遺伝子組み換えや、動植物の自然な生育を無視した方法で、人間が利益を貪ろうと考えたシステムが、かえって人間を苦しめている実例はいくつもあります。たとえば、狂牛病、VRE（バンコマイシン耐性腸球菌《たいせいちょうきゅうきん》：抗生物質漬けにしたニワトリから発生した凶悪な薬剤耐性菌）などです。

人間も、地球上に存在する生命の一因子として、いのちのつながりの次元で、地球上の物質やエネルギーの循環、無償の愛に支えられて生かされていることを忘れたくないですね。

最近の格差社会では、貧困等の社会的・経済的要因により、十分な質と量の食事を取ることができない問題が注目されており、これはフード・インセキュリティと呼ばれています。その社会的解決は重要です。

また、最近の戦争では、食料輸送などのフードシステムを遮断することで、相手国に飢餓を発生させるような非人道的な手段が使われています。このような行為は絶対にやってはいけません。

第12章

地球と健康

1 人間の活動と病気

〈都市部の人口増加と感染症〉

感染症の根絶は非常に難しい課題であり、成功までには多くの時間と資源が必要です。ＷＨＯ（世界保健機関）が１９５９年に始めた天然痘の根絶プログラムは、１９８０年に成功し、唯一の成功例として挙げられています。

ポリオの根絶にも膨大な時間と費用がかけられていますが、まだ成功していない地域も存在します。

新型コロナウイルスのようなパンデミックと並行して、他の感染症のアウトブレイクや再発も懸念されています。これは、人間の活動が地球環境に与える影響と関連しており、都市化や貧困層の増加により、水や衛生設備に対する負担が増加し、汚染が広がっているという問題が指摘されています。

感染症の例として、汚染された水による感染やウイルス感染症が挙げられ、ハイチのコレラ流行や、ウイルス性の感染症に関する事例が示されています。

これらの感染症の根絶や制御には、衛生施設の整備、感染拡大の監視、予防接種、教育、国際的な協力が不可欠です。

感染症の根絶のために、世界中の研究者、保健機関、国際組織が連携し、努力を続けています。未来に向けて、感染症の予防と制御のために、より効果的な戦略や技術の開発が求められています。

〈気候変動と感染症〉

気候変動は感染症のリスクを高めているという事実が、専門誌（*Nature Climate Change*）の論文に示されています。その中で、375の主要感染症のうち、58パーセントが「気候変動によって悪化した」と報告されています。気候変動が原因で減少した感染症は、わずか16パーセントに過ぎません。

一例として、アジアタイガー蚊が気候変動の影響で北上し、それに伴って媒介されるチクングニア、ジカ熱、デング熱などの感染症が増加していることが挙げられます。

この蚊は本来、東南アジアの熱帯雨林地域に生息していましたが、過去50年間でヨーロッパ、中東、アフリカ、南北アメリカに広がりました。北米では1980年代半ばにテキサス州に初めて現れ、その後、全米に広がりました。

アジアタイガー蚊の移動には、年間10億本以上の使用済みタイヤの国際取引が関与しています。これらの古タイヤに水がたまり、蚊の繁殖地となってしまうためです。

感染症の拡大の原因は、都市部の人口増加や地球温暖化だけでなく、戦争、政治的混乱、貧困、森林破壊、非合法活動なども影響しています。この問題に対処するためには、国際的な政治や経済の専門家も含めた幅広い議論と対策が必要です。

〈超加工食品を控えよう〉

超加工食品は、食品全体を化学的な成分に分解し、加工し、添加物を加えた食品です。多くの超加工食品は、多国籍企業によって製造・販売されており、その特徴はすぐに食べられること、低コスト、食べやすいようにつくられていることなどです。そのため、過剰に消費される傾向があります。

超加工食品には、以下のようなものが含まれます。ソフトドリンク、スナック菓子、菓子パン、ケーキ、ビスケット、菓子、加糖シリアル、加糖ミルク飲料、フルーツ飲料、マーガリン、バーガー、パスタ、ピザなどです。

これらの食品を過度に摂取する人々は、様々な健康問題を抱えやすいことが研究で示されています。大腸がんなどもその一例です。まずは、これらの食品を控えることをお勧めします。

2 人類への健康脅威とは

〈健康な人を10億人増やすために〉

2019年、WHO（世界保健機関）は、人類の健康増進のための5か年戦略計画を発表しました。

その計画には三大目標があります。

1つ目は、地球上でさらに10億の人々に基本的な医療保険を与えることです。世界には医療を受けられない人が大勢います。その意味では、日本人は恵まれています。

2つ目は、急病や怪我などのときに緊急の医療を受けることができる人を地球上で10億人増やすことです。救急医療を受診できない人が世界中にはたくさんいます。ここでも、日本人は恩恵を受けています。

3つ目の目標は、今よりもより健康的でウェルネスの高い人々を地球上でさらに10億人増やすことです。

これらの三大目標のうち、3つ目の10億人の健康増進を達成するためには、多くのグローバルな健康問題を改善してゆく必要があります。WHOは、そのようなグローバル問題について10の課題を発表しました。それらのいくつかを見てゆきましょう。

〈大気汚染、気候変動、生活習慣病〉

まず、大気汚染と気候変動です。

大気汚染は、肺、心臓血管、脳に深刻な障害をもたらします。大気汚染が原因で、がんや心臓病、慢性閉塞性肺疾患《まんせいへいそくせいはいしっかん》になります。

そして、大気汚染で死亡する人は、世界で年間700万人です。しかも死亡数の90パーセントは途上国の人々です。

大気汚染の主な原因は、工業、農業、運送、そして家庭での燃焼です。

これらの大気汚染の要因は、主に石油や石炭などの化石燃料の燃焼であり、同時に気候変動を引き起こしています。

気候変動は、栄養失調、下痢、マラリア、熱中症、そして災害の患者を増やしていま

WHOが挙げた健康への脅威となる10の課題

1. 大気汚染と気候変動
2. 非感染性疾患NCDs
3. グローバルなインフルエンザ・パンデミック
4. 脆弱な国の保健システムの強化
5. 薬剤耐性AMR
6. エボラや他の高脅威病原体《こうきょういびょうげんたい》
7. 弱いプライマリヘルスケア
8. ワクチン接種への躊躇《ちゅうちょ》
9. デング熱
10. HIV

す。パリ議定書の合意レベルの緩やかな温暖化でさえも、今世紀末には地球全体で産業革命以前と比べて平均3℃以上も気温を上昇させてしまう恐れがあります。

次に生活習慣病です。がん、心臓病、そして糖尿病などです。

これらは、人類の死亡原因の70パーセント以上を占めるほどになりました。死亡者は、年間約4000万人です。このうち、30〜70歳までの早期死亡者が約1500万人もいます。さらには、生活習慣病が原因で死亡する方々の85パーセント以上は途上国の人々です。

〈精神疾患も増やす生活習慣〉

生活習慣病の五大原因は、タバコ、酒、不健康な食事、運動不足、大気汚染です。

これらの生活習慣のいくつかは子どもの頃に定着し、人々の身体を蝕《むしば》んでゆきます。

不健康な食事の代表は、塩分、砂糖、加工肉、赤肉です。赤肉とは哺乳類の肉のことで、主に牛肉と豚肉です。牛肉と豚肉を消費するために畜産業を拡大させると、地球温暖化が加速します。家畜が大量の温室効果ガスを排出するからです。

子どもの頃から不健康なものを食べて、運動しないでいると、早期死亡の原因となります。子どもの頃から太っていると、大人になっても肥満のままのことが多いです。

WHO（世界保健機関）は、「2030年までに運動不足を15パーセント減らす」との目標を推進していますが、日本でも地域社会での取り組みがもっと必要です。

不健康な生活習慣は、精神疾患のリスクにもなります。10代後半の若い人の死亡原因の2位は自殺ですが、その多くはうつ病などの精神疾患が原因なのです。

日本人の母親の妊娠中や出産後のうつ病による自殺や小児虐待も深刻です。

産後ノイローゼなどと言われ、社会的に放置されていることも多いので、このことに対してもっと認識を深めることが重要です。

3 ABC兵器による壊滅的リスク

〈戦争と食糧危機〉

戦争は、環境への影響だけでなく、食糧供給にも深刻な影響を及ぼすことがあります。

農地や田園地帯が戦闘の影響を受け、食料生産や供給が妨げられると、飢餓と栄養失調のリスクが高まります。国際的な紛争や戦争の発生は、世界中の人々にとって深刻な人道的危機を引き起こす可能性があります。

ロシアとウクライナの戦争によって供給遮断が起きれば、その影響は世界中に波及し、特にアフリカ諸国などの脆弱な地域に大きな影響を及ぼす可能性があります。

国際社会は戦争の回避と平和の維持に向けて努力すべきであり、紛争解決のための外交的手段を模索すべきです。

また、遺伝子組み換え肉の開発に関する情報も興味深いです。マダニに咬《か》まれて発症《はっしょう》する肉アレルギー「アルファガル（α-Gal）症候群」は、食肉アレルギーの一形態であり、遺伝子組み換え肉の開発がアレルギー対策の一環として注目される可能性があります。

このような科学技術の進歩は、アレルギー患者の生活の質を向上させる可能性を秘めていますが、その安全性と規制については慎重に検討される必要があります。


〈サリンとノビチョク〉

地政学的に危機の高い地域では、最近、核兵器、生物兵器、化学兵器などの大量破壊兵器の使用リスクが高まっています。このリスクは、核兵器による破壊だけでなく、原子力発電所への攻撃も含まれており、特に東ヨーロッパ、中東、東アジアなどの高リスク地域で懸念されています。

まず、化学兵器禁止条約にもかかわらず、世界各国で化学兵器の開発が進行しています。特に、シリアとロシアは実際にこれらの兵器を使用し、ウクライナでの紛争においてもその使用が懸念されています。開発された化学兵器の多くは、有機リン系神経剤に属しています。

2010年代には、シリア内戦で神経剤サリンと塩素ガスが使用されました。サリンは、かつてオウム真理教が東京の地下鉄で使用したことでも知られており、有機リン系神経剤に分類されます。シリアは、サリンや塩素ガスを含む兵器を落下筒や航空機からの爆弾に混入させて使用していました。

一方、過去10年間、ロシアは食品や衣服に神経剤を混入させ、暗殺のためにこれを使用してきました。その中には、ノビチョクという第4世代の有機リン系神経剤も含まれており、非常に致死性が高く、環境内での長期残留性ももっています。

〈オピオイド〉

ロシアは、オピオイドも兵器として使用しています。2002年に、チェチェンのテロリストがモスクワ市内の劇場を襲撃し、人質を取って立てこもった際、オピオイド入りのエアロゾルが使用されました。ロシア軍特殊部隊は、劇場の通気孔からこれを注入し、呼吸抑制を引き起こし、125人の死者が出ました。

その後、犠牲者の衣服からレミフェンタニルとカルフェンタニルという2つのオピオイドが検出され、これによって中毒死した可能性が高いことが判明しました。

今後の戦争で、建物や防空壕の中にいる人々に対して使用されると、致死的となるでしょう。

従来型の生物兵器には、炭疽菌、ペスト菌、ボツリヌス菌毒素、天然痘ウイルスなどがあります。今後、世界的な壊滅をもたらす可能性のあるものは、毒性や感染性、免疫逃避性においてGain of function型変異（突然変異の結果、今までなかった新たな機能を獲得すること）が導入された呼吸器系ウイルスです。

新型コロナウイルスのパンデミックに対して、多くの先進国が脆弱であったことから、生物兵器による壊滅的な被害も予測されています。

〈核事故〉

原子力発電所の事故や破壊による核メルトダウンは、放射線汚染による壊滅的影響をもたらします。

1986年のチェルノブイリ事故は、世代を超えた病気の蔓延と発がん、環境汚染を引き起こし、周辺に人が住めない核排除地域となりました。

ロシアによるウクライナの原子力発電所への砲撃や占拠は、放射能汚染物質の放出につながるリスクがあります。

ウクライナ東部には、冷戦時代に核兵器開発のために使用された既存の地下放射能汚染水貯蔵施設があります。これらの施設が標的となり、放射性物質が漏れて農地が汚染され、放射線被ばくが増加するリスクが高まっています。

ポロニウム210などの放射性同位元素も、兵器化されてきています。2006年に要人暗殺に使用され、標的型暗殺の武器として核物質が使われた初のケースがあります。

以上のようなAtomic（原子）、Biological（生物）、そしてChemical（化学）という、いわゆるABC兵器の全面的な廃絶が進められるべきであり、そうしないと人類の滅亡リスクが高まる可能性があります。

4 医師たちが核廃絶を求める理由

〈社会的責任のための医師の会〉

アメリカに、「社会的責任のための医師の会」(PSR:Physicians for Social Responsibility)という団体があります。1985年、核廃絶を進める活動に対してノーベル賞が与えられています。

実際、その活動の影響で、1987年、当時のソ連のゴルバチョフ大統領とアメリカのレーガン大統領は、中距離核戦力全廃条約を締結し、核軍縮の道を開いたのでした。

そのPSRとゴルバチョフは、その後、アメリカのトランプ大統領の動きに対する批判を行いました。トランプが中距離核戦力全廃条約から離脱すると表明したからです。

トランプは、ロシアがこの条約に長年違反してきたからだと主張し、ロシアのプーチンは、アメリカの一方的な条約離脱方針を非難し、報復を警告しました。

また、トランプは、核開発の疑惑があるイランに対して軍事力による圧力を強めました。それは、信頼関係をベースにした話し合いによる核開発凍結を続けさせてきた他国による努力を無にするものでした。

〈医師が核軍縮活動を行うべき理由〉

なぜ医師が核軍縮を推奨する活動をするのか、あるいはするべきなのか。

その理由は2つあります。

1つは、核戦争の医学的結末について、医師はよく知っているからです。300発の核兵器が打ち込まれた場合、強烈な爆風と熱によって最初の30分で1億人が死亡することが予想されています。爆風による高エネルギー外傷死と焼死、熱傷死です。

また、経済的なインフラは完全に破壊されるため、初期の攻撃で生存できた人々も、その後の数カ月で、飢餓や放射線被害、疾病蔓延《しっぺいまんえん》などで死亡すると予測されます。

1回の核戦争は、1億5000万トンもの黒い煤《すす》を放出するので、地球は人工的氷河期を迎え、食料生産システムは壊滅し、人類のほとんどが餓死し、絶滅する可能性があるのです。

PSRのような医師グループが核軍縮のための活動をしている理由のもう1つは、ネバーイベントが起こり得ることをよく知っているからです。

ネバーイベントとは、誰もが「起こってほしくない」と思っていることです。

また、ネバーイベントは起こらないだろうと思われています。その意味で、核戦争はまさにネバーイベントです。

〈ネバーイベントを完全阻止する方法〉

なぜ医師はネバーイベントが起こり得ることをよく知っているのでしょうか。

それは、ある種のネバーイベントが実際に世界中の病院で起こっているからです。医療事故です。その中には、死亡事故や後遺症に苦しむ患者さんも含まれます。

医療現場は複雑系です。何万回という手技が行われていると、医療事故が1回は起こる可能性があります。「腹部手術でガーゼを置き忘れるなんてけしからん」と思われるかもしれませんが、様々な予防対策が講じられても、万が一には起こり得ます。

核戦争はネバーイベントです。しかし、ネバーイベントの起こる可能性はゼロではありません。ここが、核抑止力論の盲点なのです。

イスラエルの歴史学者ユバル・ノア・ハラリ氏は、世界的ベストセラー『ホモ・デウス』の中で、「人間の愚かさを決して低評価してはならない」と言っています。

スタンリー・キューブリック監督の映画『博士の異常な愛情』で描かれているように、誤認や誤解からくる偶発的な核戦争は起こり得ます。だから、知識があり心ある医師のグループは、核廃絶を勧めるのです。ネバーイベントを完全防止するには、廃絶しかありません。

エピローグ

高橋佳子先生が提唱されている「魂の学」は、人間を魂と見る人間観・世界観およびその実践の体系です。「魂の学」の理論に基づけば、心の健康が身体の健康に直結すると考えられます。「心が現実をつくる」という考え方にも、心の健康が直接的に私たちの生活の質や身体の健康に影響を及ぼすことが示されています。

「魂の学」を理解し、実践することは、心の健康を維持し、結果的に健康的な生活を送ることにつながります。

ウェルネスのベクトルと「魂の学」の方向性は一致するのです。

2020年に上梓した『病気にならない食事の極意』の内容を普段から実践していた私は、数年前より毎年の健康診断の結果がすべてA（正常範囲内）となりました。食事の影響はとても大きいことを実感しました。

しかし、ウェルネスをめざすためには、食事以外のことも重要と思い、エビデンスに基づく健康活動を取り入れました。それが本書の内容です。運動、睡眠、森林療法、ボ

健康に生活するための極意10か条

1. 身体的・精神的・社会的な健康をめざす意思の確立
2. 定期的な運動
3. 十分で良質な睡眠
4. 健康的な食事
5. 標準体重の維持
6. ボランティア活動への参加
7. 社会とのつながりを維持
8. 森林の散歩
9. 禁煙・節酒
10. 禁ギャンブル

ランティア、社会とのつながりを深めること、などです。おかげで私の健康の質と生活の質は高まりました。社会貢献もできたことが幸福にもつながっていると思います。

ウェルネスとは、身体的・精神的・社会的な健康に向かって生きることであり、自分自身の健康と幸福を守り育てるために必要な情報と根拠を本書で示しました。

最後に「健康に生活するための極意10か条」をまとめましたので参考にしてください。

そして何よりも、高橋佳子先生の「魂の学」を学ぶことは、健康においても成功をもたらし、ウェルネスの達成に大変役に立ちます。関心のある方は、ぜひ、『もう1人の自分――「魂の賢者」を呼び覚ます』をはじめ、高橋先生の著作を一読されることをお勧めします。

最後になりましたが、高橋佳子先生に深く感謝を申し上げます。

読者の皆様がウェルネスを達成してゆかれることを心より願ってやみません。

徳田安春

著者プロフィール

徳田安春（とくだ・やすはる）

沖縄生まれ。1988年琉球大学医学部卒業。総合診療科・総合内科医師。ハーバード大学大学院公衆衛生学修士。医学博士。沖縄県立中部病院総合内科、聖路加国際病院内科医長、水戸協同病院内筑波大学附属水戸地域医療教育センター教授、地域医療機能推進機構本部顧問などを歴任。2017年より、群星沖縄臨床研修センター長。東京医科歯科大学や筑波大学などの5つの大学の客員教授や臨床教授、特任教授を務める。日本病院総合診療医学会国際英文誌 *Journal of Hospital General Medicine*の編集委員長。共著含め出版した英文学術論文は447編（2024年5月16日現在）。台湾ホスピタリスト学会国際顧問。著書に『病気にならない食事の極意』『病歴と身体所見の診断学』『Dr.徳田の診断推論講座』『賢く学ぶ百歳長寿の養生訓』『今からでも遅くない病気にならない健康生活スタイル』ほか多数。

病気にならない生活の極意——総合診療医のエビデンスにもとづく処方箋2

2024年9月8日　初版第1刷発行

著　者　徳田安春
発行者　田中圭樹
発行所　三宝出版株式会社
〒111-0034　東京都台東区雷門2−3−10
電話　03-5828-0600　https://www.sampoh.co.jp/
印刷所　株式会社アクティブ
装　幀　松井ゆい子

ISBN978-4-87928-145-6